SAÚDE COLETIVA

Revisão técnica:

Lucimar Filot da Silva Brum
Graduada em Farmácia
Mestre em Farmácia
Doutora em Ciências Biológicas (Bioquímica)

S255 Saúde coletiva / Taís de Campos Moreira... [et al.] ; [revisão técnica: Lucimar Filot da Silva Brum]. – Porto Alegre : SAGAH, 2018.

ISBN 978-85-9502-388-8

1. Saúde coletiva. I. Moreira, Taís de Campos.

CDU 614

Catalogação na publicação: Karin Lorien Menoncin CRB – 10/2147

SAÚDE COLETIVA

Taís de Campos Moreira
Fonoaudióloga
Mestre em Ciências Médicas
Doutora em Ciências da Saúde

Janete Madalena Arcari
Graduada em Ciências Exatas
Especialista de Gestão em Saúde
Especialista em Atenção Especielizada em Saúde/ Gestão
Mestre em Saúde Coletiva

Andreia Orjana Ribeiro Coutinho
Graduada em Enfermagem
Mestre em Ciências da Saúde

Josiane Fernandes Dimer
Graduada em Fisioterapia
Especialista em Atenção Básica e Saúde Coletiva

Daniela Steffens
Farmacêutica com ênfase em Análises Clínicas
Mestre em Ciência dos Materiais
Doutora em Ciências biológicas: fisiologia
Pós-doutora em Análises Clínicas

Porto Alegre,
2018

sagah+

Gerente editorial: *Arysinha Affonso*

Colaboraram nesta edição:
Editora responsável: *Dieimi Deitos*
Assistente editorial: *Yasmin Lima dos Santos*
Capa: *Paola Manica | Brand&Book*
Editoração: *Ledur Serviços Editoriais Ltda*

Importante

Os *links* para *sites* da *web* fornecidos neste livro foram todos testados, e seu funcionamento foi comprovado no momento da publicação do material. No entanto, a rede é extremamente dinâmica; suas páginas estão constantemente mudando de local e conteúdo. Assim, os editores declaram não ter qualquer responsabilidade sobre qualidade, precisão ou integralidade das informações referidas em tais *links*.

Rua Ernesto Alves, 150 – Floresta
90220-190 Porto Alegre RS
Fone: (51) 3027-7000

SAC 0800 703-3444 – www.grupoa.com.br

IMPRESSO NO BRASIL
PRINTED IN BRAZIL

APRESENTAÇÃO

A recente evolução das tecnologias digitais e a consolidação da internet modificaram tanto as relações na sociedade quanto as noções de espaço e tempo. Se antes levávamos dias ou até semanas para saber de acontecimentos e eventos distantes, hoje temos a informação de maneira quase instantânea. Essa realidade possibilita a ampliação do conhecimento. No entanto, é necessário pensar cada vez mais em formas de aproximar os estudantes de conteúdos relevantes e de qualidade. Assim, para atender às necessidades tanto dos alunos de graduação quanto das instituições de ensino, desenvolvemos livros que buscam essa aproximação por meio de uma linguagem dialógica e de uma abordagem didática e funcional, e que apresentam os principais conceitos dos temas propostos em cada capítulo de maneira simples e concisa.

Nestes livros, foram desenvolvidas seções de discussão para reflexão, de maneira a complementar o aprendizado do aluno, além de exemplos e dicas que facilitam o entendimento sobre o tema a ser estudado.

Ao iniciar um capítulo, você, leitor, será apresentado aos objetivos de aprendizagem e às habilidades a serem desenvolvidas no capítulo, seguidos da introdução e dos conceitos básicos para que você possa dar continuidade à leitura.

Ao longo do livro, você vai encontrar hipertextos que lhe auxiliarão no processo de compreensão do tema. Esses hipertextos estão classificados como:

Saiba mais

Traz dicas e informações extras sobre o assunto tratado na seção.

Fique atento

Alerta sobre alguma informação não explicitada no texto ou acrescenta dados sobre determinado assunto.

Exemplo

Mostra um exemplo sobre o tema estudado, para que você possa compreendê-lo de maneira mais eficaz.

Link

Indica, por meio de *links* e códigos QR*, informações complementares que você encontra na *web*.

https://sagah.maisaedu.com.br/

Todas essas facilidades vão contribuir para um ambiente de aprendizagem dinâmico e produtivo, conectando alunos e professores no processo do conhecimento.

Bons estudos!

* Atenção: para que seu celular leia os códigos, ele precisa estar equipado com câmera e com um aplicativo de leitura de códigos QR. Existem inúmeros aplicativos gratuitos para esse fim, disponíveis na Google Play, na App Store e em outras lojas de aplicativos. Certifique-se de que o seu celular atende a essas especificações antes de utilizar os códigos.

PREFÁCIO

A área da saúde é um segmento promissor, com cada vez mais espaço para seus profissionais no mercado de trabalho. O profissional de Saúde Coletiva aplica técnicas e conhecimentos para intervir nos problemas e nas situações relacionadas à saúde da população em geral ou de determinado grupo, com o objetivo de promover a melhoria da qualidade de vida das pessoas.

Neste livro, você vai compreender a saúde coletiva, seus desdobramentos teóricos e práticos e a saúde como modo de vida, ou seja, sua relação com a sociedade e a cultura, seus determinantes e os condicionamentos sociais, políticos e ideológicos.

O conteúdo está organizado em quatro unidades:

Na Unidade I são apresentados os conceitos de saúde coletiva e pública, saúde e doença, promoção e prevenção, bem como a relação entre saúde, sociedade e cultura.

A Unidade II descreve a trajetória da política de saúde no Brasil, os princípios e as diretrizes do Sistema Único de Saúde (SUS), as formas de organização do sistema de atenção no Brasil, além dos limites e das possibilidades das práticas assistenciais formais e informais.

A Unidade III aborda conteúdos que possibilitam a identificação dos modelos assistenciais hegemônicos e alternativos vigentes, bem como as principais contribuições da reforma sanitária para a política de saúde brasileira.

Na Unidade IV são apresentadas a relação das Leis Orgânicas (8.080/90 e 8.142/90) com a reforma sanitária, a organização dos serviços de saúde, a história e a organização do programa Saúde da Família e a importância da estratégia desse programa na organização e no fortalecimento da Atenção Básica.

SUMÁRIO

Unidade 1

Unidade 2

Unidade 4

Introdução, conceitos básicos

Objetivos de aprendizagem

Ao final deste capítulo, você deve apresentar os seguintes aprendizados:

- Reconhecer a saúde coletiva.
- Descrever a genealogia da saúde coletiva no Brasil e no mundo.
- Apontar as diferenças nos conceitos entre saúde coletiva e saúde pública.

Introdução

Embora sejam conceitos diferentes, em inúmeras situações as pessoas acham que o conceito de **saúde coletiva** é igual ao conceito de **saúde pública**. a saúde coletiva como conceito resultou do movimento sanitarista, e a saúde pública é a tentativa de assegurar que todo indivíduo tenha, dentro da comunidade, um padrão de vida que lhe assegure a manutenção da saúde.

Neste capítulo, serão abordados o conceito e o histórico da saúde coletiva no Brasil e no mundo, bem como as diferenças entre saúde coletiva e saúde pública.

Saúde coletiva

A **saúde coletiva** é composta da integração das ciências sociais com as políticas de saúde pública. Ela identifica variáveis de cunho social, econômico e ambiental que possam acarretar no desenvolvimento de cenários de epidemia em determinada região, por meio de projeções feitas através da associação dos dados socioeconômicos com os dados epidemiológicos. Com essas informações, é possível elaborar políticas eficientes de prevenção de acordo com as características da população (PAIM, 2008; NUNES, 1994). A saúde coletiva busca ampliar a compreensão sobre a saúde, incluindo investigações históricas, sociológicas, antropológicas e epistemiológicas. Ela foi criada a partir de um movimento sanitarista que surgiu no Sistema Único de Saúde (SUS), e tem como objetivo auxiliar na identificação de variáveis sociais, econômicas e ambientais que possam acarretar o desenvolvimento de epidemias em regiões específicas. O termo da saúde coletiva surgiu a partir da reforma sanitária, que começou no Brasil na luta contra a ditadura, com o tema Saúde e Democracia, e estruturou-se nas universidades, no movimento sindical, em experiências regionais de organização de serviços. Esse movimento teve início no final da década de 1970, e a ideologia do movimento pela reforma sanitária brasileira preconizava a saúde não como uma questão a ser resolvida pelos serviços médicos, mas, sim como uma questão social e política. A saúde coletiva no Brasil teve como marcos iniciais a criação do Centro Brasileiro de Estudos de Saúde (CBES) e a criação da Associação Brasileira de Pós-Graduação em Saúde Coletiva (ABRASCO) (OSMO; SCHRAIBER, 2015).

A saúde coletiva abrange atualmente um conjunto complexo de práticas e saberes relacionados ao campo da saúde, envolvendo desde organizações que prestam assistência à saúde da população até instituições de ensino e pesquisa e organizações da sociedade civil. Compreende práticas técnicas, científicas, culturais, ideológicas, políticas e econômicas.

Em relação à análise do processo saúde-doença, a saúde coletiva tem tido como desafio a necessidade de incorporar novas abordagens que possam explicar os fenômenos, sobretudo valorizando o indivíduo, bem como as representações sociais. Dessa forma, as pessoas experimentam o estar com saúde ou o sentir-se doente levando em consideração as condições sociais mais amplas (L'ABBATE, 2003).

Quanto às práticas de saúde dentro da saúde coletiva, é importante perceber o usuário como uma pessoa portadora de vontades e de desejos, capaz de agir e reagir diante do que está sendo oferecido como resposta às suas queixas.

É necessário aproximar a saúde coletiva de campos disciplinares como a filosofia e a psicanálise, tendo em vista a complexidade que as questões da saúde assumem.

Alguns temas que são essenciais na saúde coletiva, como, por exemplo, orientações sobre estilos de vida ou orientações em relação ao grave problema da violência doméstica passaram a ser trabalhados por especialidades médicas, mostrando a real preocupação com a promoção da saúde e a necessidade de estar sempre conectando as questões da saúde coletiva (L'ABBATE, 2003).

A Saúde Coletiva, desde o seu início, envolve-se com lutas teóricas, paradigmáticas, políticas e ideológicas, trazendo repercussões para saúde como um todo na sua delimitação e renovação, levando à contribuição dos sujeitos individuais e coletivos e identificado caminhos que permitam tornar a Saúde Coletiva um espaço cada vez mais aberto a novos paradigmas diante das necessidades de saúde, dos direitos humanos, de processos emancipatórios e da democratização da vida social. Ela pode ser considerada uma nova forma de saúde pública, pois é reconhecida como campo de saber e âmbito de práticas, o que evidencia a redefinição das concepções da Medicina Social do século XIX. Sendo assim a saúde coletiva tem muitos desafios dentro do SUS.

Desafios da saúde coletiva dentro do SUS

- Oferecimento de um serviço de qualidade em um sistema em que o usuário é a totalidade dos brasileiros;
- Vacinação, recebimento de remédios gratuitos para doenças crônicas e tratamento de câncer, intervenções cirúrgicas ou internações;
- Oferta de construção de uma carreira específica e atrativa para os profissionais de saúde da equipe básica (medicina, enfermagem e odontologia);
- Defesa clara de políticas universalistas no campo da saúde e da vida coletivas (como o SUS) de campos congêneres, para ação conjunta junto aos governos e à sociedade civil.

Fique atento

Toda saúde pública é coletiva, mas nem toda saúde coletiva é pública. O planejamento da saúde pública é mais amplo que o da saúde coletiva.

Saúde coletiva e saúde pública

Quando estudamos a **saúde coletiva**, deixamos de ver apenas a dimensão corporal dos indivíduos e passamos a pensar também nos indivíduos como cidadãos de direito e donos de uma capacidade crítica de reflexão do modo como levam a vida (CAMPOS, 2000).

Assim, a Saúde Coletiva tem como objetivo evitar a doença e prolongar a vida; melhorar a qualidade de vida da população; e permitir o exercício da liberdade humana e a busca da felicidade. Para alcançar esses objetivos a saúde coletiva usa de informações provenientes da epidemiologia social e das ciências sociais, priorizando as informações sobre as desigualdades em saúde.

Essa organização da Saúde coletiva vai além do controle de infecções, da organização de serviços médicos e de enfermagem para o diagnóstico precoce e do tratamento das doenças, que são conceitualmente tarefas da saúde pública.

A **saúde pública** é um conjunto de ações e serviços de caráter sanitário que têm como objetivo prevenir ou combater patologias ou riscos à saúde da população. Geralmente o termo saúde pública é erroneamente utilizado como sendo saúde coletiva porque, como é dever do Estado assegurar políticas de promoção à saúde, esse aparece como o termo mais conhecido. Mas os termos não devem ser confundidos, pois são termos com objetivos e metas diferentes.

Na saúde pública, há o uso do conhecimento, médico ou não, para organizar os serviços de saúde e o sistema, além da atuação nos fatores do processo saúde/doença, controlando a incidência de doenças por meio de vigilância sanitária.

Na medida em que as necessidades da saúde vão além das necessidades dos serviços de saúde, elas não se restringem a problemas de saúde, ou seja, envolvem doenças e riscos, que podem ser carências ou vulnerabilidades que expressam modos de vida e identidades. Envolve, assim, o que é necessário para ter saúde, sejam os determinantes socioambientais e culturais, seja a ideia de projeto (de felicidade, qualidade de vida, gozo estético, filosofia, etc.) (PAIM, 2006).

Os desafios da saúde pública dentro da saúde coletiva são imensos. Entre eles, resolver as questões mais explosivas implicadas na vida coletiva: a fome, o meio ambiente como natureza deteriorada; a violência como sintoma coletivo de um modo social de viver: contra crianças, idosos, mulheres, etnias, homossexuais, ativistas no uso de seus direitos civis: grupos paramilitares, guerras civis e de invasão; desemprego, subemprego, instabilidade, competição individual pelo direito de trabalhar: o regime capitalista atual de organização social do trabalho como gerador de sofrimento e de doença individual e coletiva.

É preciso assumir explicitamente que a saúde pública é uma construção social e histórica e que, portanto, depende de valores, ou seja, é resultante da assunção e da luta de alguns valores contra outros. Nesse sentido, sugere-se que os sanitaristas e demais profissionais de saúde assumam uma visão de mundo fundada na defesa da vida das pessoas. Isso implica a busca da construção de condições sociais que possibilitem aos especialistas em saúde coletiva trabalhar com autonomia relativa tanto em relação ao Estado, quanto a partidos políticos, ideologias e outras racionalidades técnicas (CAMPOS, 2000) (Figura 1).

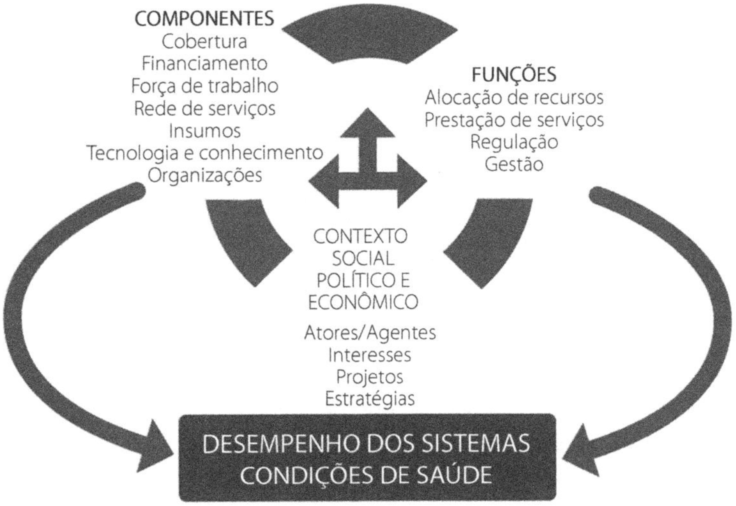
COMPONENTES
Cobertura
Financiamento
Força de trabalho
Rede de serviços
Insumos
Tecnologia e conhecimento
Organizações
FUNÇÕES
Alocação de recursos
Prestação de serviços
Regulação
Gestão
CONTEXTO
SOCIAL
POLÍTICO E
ECONÔMICO
Atores/Agentes
Interesses
Projetos
Estratégias
DESEMPENHO DOS SISTEMAS
CONDIÇÕES DE SAÚDE

Figura 1. Contexto de sistemas de saúde.

Fonte: Adaptada de Giovanella et al. (2012).

Saiba mais

O processo saúde-enfermidade-intervenção não é monopólio nem ferramenta exclusiva da saúde coletiva, mas de todo o campo científico da Saúde e de todas as práticas que compõem o campo mais amplo da saúde.

A história da saúde coletiva

Alguns fatos importantes marcam a história da saúde coletiva no mundo. Seu surgimento se deu principalmente a partir do momento em que as populações passaram a ser consideradas como riquezas que deveriam ser cuidadas, cabendo ao poder público contar as pessoas, conhecer suas condições de vida e acompanhar as taxas de natalidade e mortalidade. Assim surgiram movimentos como a Aritmética Política, criando o Conselho de Saúde de Londres, proposto por William Petty, em 1687, e a Polícia Médica, na Alemanha, sob as lideranças de V. Ludwig Seckendorf (1655), W. Thomas Rau (1764) e J. Peter Frank (1779).

Esse movimento também apareceu na França com a institucionalização da Higiene, na primeira metade do século XIX, que mais tarde deu origem à Medicina Social, inspirada no socialismo. Na mesma época, na Inglaterra, a industrialização agravou as condições de saúde dos trabalhadores e motivou uma investigação com resultados que deram início ao Movimento Sanitarista, ou Saúde Pública, com ações de saneamento ambiental.

Os países europeus avançaram um processo macrossocial da maior importância histórica: a Revolução Industrial, que produziu um tremendo impacto sobre as condições de vida e de saúde das suas populações. Com a nova organização dos trabalhadores e o aumento da sua participação política, principalmente nos países que atingiram um maior desenvolvimento das relações produtivas, como Inglaterra, França e Alemanha, incorporam-se temas relativos à saúde nas reivindicações dos movimentos sociais. Esse movimento defende que a medicina é política e auxilia na cura dos males da sociedade. A participação política é a principal estratégia de transformação da realidade de saúde: as revoluções populares deveriam resultar em democracia, justiça e igualdade, que fazem parte da saúde social (PAIM; ALMEIDA FILHO,1998).

Em 1879, os EUA adotam medidas inspiradas na Saúde Pública inglesa e criam o Departamento Nacional de Saúde, que desenvolve ações de saneamento para o controle de doenças infecciosas. Todos esses movimentos levam à ideia da saúde coletiva (ESCOREL, 2009), pois olham para as questões sociais e não apenas para a doença.

Olhando para a história da Saúde Coletiva no mundo, podemos verificar que sempre tudo que foi feito em termos de melhoria de saúde foi levando em conta a Promoção da Saúde. Suas atividades estavam diretamente direcionadas para o coletivo de indivíduos e o ambiente, compreendido como o ambiente físico, o social, o político, o econômico e o cultural, através de políticas públicas, até atingir condições favoráveis ao desenvolvimento da saúde e do reforço da capacidade dos indivíduos e das comunidades (BUSS, 2000).

Inúmeros eventos marcaram os acontecimentos da saúde coletiva no mundo. Iniciando na Europa devido a uma epidemia de cólera, em 1851 foi realizada a primeira Conferência Internacional de Saúde, restrita a apenas à cólera. Já em 1873, na América Latina, houve a primeira convenção sobre o impacto das epidemias de cólera e febre amarela na região. Em 1887, no Rio de Janeiro, um novo encontro aconteceu e ficou estabelecida a Convenção Sanitária do Rio de Janeiro.

Ainda aconteceram o International Sanitary Bureau, em 1902, sediado em Washington (EUA), que atualmente é a Organização Pan-Americana de Saúde (Opas); o Office International d'Hygiène Publique (OIHP) em 1907, em Paris; e, em 1919, The Health Organization of the League of Nations, sediado em Genebra,

Suíça (MATTA, 2005). Todas essas conferências e organizações preocupavam-se com o controle e a prevenção da transmissão de doenças entre os países.

Após a Carta de Otawa (1986), inúmeros encontros internacionais foram realizados para aproximar o conceito de Promoção de Saúde da prática.

Saiba mais

Cronologia da promoção da saúde no mundo

1974 – Informe Lalonde: uma nova perspectiva sobre a saúde dos canadenses/A New Perspective On The Health of Canadians
1976 – Prevenção e Saúde: Interesse para Todos. DHSS (Grã-Bretanha)
1977 – Saúde para Todos no Ano 2000 – 30ª Assembleia Mundial de Saúde
1978 – Conferência Internacional sobre Atenção Primária de Saúde - Declaração de Alma-Ata
1979 – População Saudável/ Healthy People: The Surgeon General's Report on Health Promotionan and Disease Prevention. US-DHEW (EUA)
1980 – Relatório Black sobre as Desigualdades em Saúde/Black Report on Inequities in Health. DHSS (Grã-Bretanha)
1984 – Toronto Saudável 2000 – Campanha lançada no Canadá
1985 – Escritório Europeu da ORganização Mundial da Saúde: 38 Metas para a Saúde na Região Europeia
1986 – Alcançando Saúde para Todos: Um Marco de Referência para a PRomoção da Saúde/ Achieving Health for All: A Framework for Health Promotion – Informe do Ministério da Saúde do Canadá. Min. Jack EPP
Carta de Ottawa sobre Promoção da Saúde – I Conferência Internacional sobre Promoção da Saúde (Canadá)
1987 – Lançamento pela OMS do Projeto Cidades Saudáveis
1988 – Declaração de Adelaide sobre Políticas Públicas Saudáveis – II Conferência Internacional sobre Promoção da Saúde (Austrália)
De Alma-Ata ao ano 2000: reflexões no Meio do Caminho – Reunião Internacional promovida pela OMS em Riga (URSS)
1989 – Uma chamada para a Ação/ A Call for Action – Documento da OMS sobre promoção da saúde em países em desenvolvimento
1990 – Cúpula Mundial das Nações Unidas sobre a Criança (Nova York)
1991 – Declaração de Sundsvall sobre Ambientes Favoráveis à Saúde – III Conferência Internacional sobre Promoção da Saúde (Suécia)
1992 – Conferência das Nações Unidas sobre Meio Ambiente e Desenvolvimento (Rio 92)
Declaração de Santa Fé de Bogotá – Conferência Internacional sobre Promoção da Saúde na Região das Américas (Colômbia)
1993 – Carta do Caribe oara a Promoção da Saúde -I Conferência de Promoção da Saúde do Caribe (Trinidad e Tobago)

Conferência das Nações Unidas sobre os Direitos Humanos (Viena)
1994 – Conferência das Nações Unidas sobre População e Desenvolvimento (Cairo)
1995 – Conferência das Nações Unidas sobre a Mulher (Pequim)
COnferência das Nações Unidas sobre o Desenvolvimento Social (Copenhague)
1996 – Conferência das Nações Unidas sobre Assentamentos Humanos (habitat II) (Istambul)
Cúpula Mundial das Nações Unidas sobre Alimentação (Roma)
1997 – Declaração de Jacarta sobre Promoção da Saúde no Século XXI em diante - IV Conferência Internacional sobre Promoção da Saúde (Indonésia)

Fonte: Buss (2000).

Sistemas de Saúde no mundo

Os sistemas de saúde são estruturas públicas e privadas de atenção à saúde. São compostos pela relação que o conjunto de instituições prestadoras de serviços de saúde mantém entre si. Os sistemas de saúde nos ajudam a saber se as estruturas de saúde estão falhando ou estão bem-sucedidas nos objetivos de promover a saúde, cuidar dos pacientes e aliviar o sofrimento (GIOVANELLA et al., 2012). Os sistemas de saúde auxiliam a garantir a prevenção de doenças e a oferta direta dos serviços de cura e reabilitação, incluindo o controle e a definição de regras para a produção de alimentos, medicamentos, equipamentos, proteção do meio ambiente, etc., ou seja, os sistemas devem solucionar problemas de forma abrangente em cada país. Os principais componentes dos sistemas de saúde são:

- Financiamento;
- Força de trabalho;
- Rede de serviços;
- Insumos e tecnologias;
- Organizações.

Existem no mundo alguns modelos de saúde, e sabe-se que nenhum país adota exclusivamente um único modelo. Os modelos são:

- **Modelo Universalista:** caracterizado pelo financiamento público de recursos de impostos e pelo acesso universal aos serviços de saúde, como por exemplo o SUS no Brasil.

- **Modelo de Seguro Social:** implica num seguro no qual a participação é obrigatória, como, por exemplo, na Alemanha. O financiamento é por contribuições dos empresários e trabalhadores.
- **Modelo de Seguros Privados:** a organização é descentralizada e a regulação pública é escassa. O modelo que mais se aproxima é o dos EUA.
- **Modelo Assistencialista:** nesse modelo a saúde não é um direito do povo, mas uma obrigação dos cidadãos, e o Estado só presta a assistência às pessoas incapazes de assumir o cuidado de saúde.

No Brasil, o SUS, dentro do modelo universalista, visa atender com equidade a todos os cidadãos brasileiros (CARVALHO, 2013).

Link

Neste link você poderá saber mais sobre o movimento sanitarista no Brasil e no mundo.

https://goo.gl/bYqeMD

A história da saúde coletiva no Brasil

Na época do Brasil colônia praticamente não existia nada em termos de saúde para a população. A assistência à saúde era realizada por pajés, jesuítas e pelos boticários que percorriam o Brasil. Após alguns anos do descobrimento, começaram a surgir no Brasil as primeiras Santas Casas de Misericórdia, que foram criadas para suprir o vazio assistencial do país. Com a chegada da família real e o agravamento de doenças na população, as famílias mais ricas recebiam cuidados de agentes europeus, que vinham para o Brasil prestar os cuidados. Os pobres continuavam sendo isolados e recebendo apenas cuidados paliativos.

As primeiras medidas sanitárias no Brasil surgiram apenas em 1902, com a nomeação do médico Osvaldo Cruz para resolver os problemas das doenças que se espalhavam rapidamente, como malária, varíola, febre-amarela e peste bubônica. O médico então convocou pessoas para realizar ações que previam invadir as residências e queimar roupas e colchões sem qualquer explicação.

Nessa época, aconteceu o auge do conflito de uma vacinação anti-varíola e a população saiu às ruas no que ficou conhecida como a Revolta da Vacina. Apenas após a chegada de imigrantes Europeus no Brasil teve início a discussão um modelo de assistência médica para os pobres. A partir de 1972, surgiram as primeiras representações sanitaristas no Brasil. A partir de então o movimento Sanitarista no Brasil foi ganhando força. Assim, a Reforma Sanitária Brasileira aconteceu no contexto da luta a contra ditadura, referindo-se a um conjunto de ideias para transformações necessárias na área da saúde que melhorariam as condições de vida da população. Era composta de principalmente 4 dimensões: dimensão específica do campo saúde/doença; dimensão institucional; dimensão ideológica; e dimensão das relações entre produção, distribuição e apropriação das riquezas, de forma a determinar situações de risco (PAIVA et al., 2013; PAIM; TEIXEIRA, 2006).

Na década de 1970, sobretudo a partir de 1975, as importantes transformações que ocorreram na sociedade brasileira, marcadas pelo esgotamento das possibilidades do chamado "milagre econômico" e pela derrocada do governo militar, produziram uma forte crise econômica, acentuando a dependência do país aos mercados externos e a desigualdade na distribuição de renda da população. A crise econômica se refletiu no setor da saúde, diminuíram-se os recursos destinados à saúde pública e, em contrapartida, houve o aumento dos gastos com a assistência médica individual, mediante os repasses de dinheiro público à Previdência Social. Por isso, processavam-se mudanças nas duas áreas, o que, desde os anos 1960, ocasionou um reordenamento da política de saúde para fazer face a essa crise político-financeira, principalmente porque o setor da assistência médica previdenciária sempre foi considerado hegemônico, por defender os interesses do capital.

Nesse contexto, profissionais das áreas da saúde pública e da medicina preventiva, que sempre tiveram significativa presença na cena política brasileira através de algumas organizações de caráter científico e/ou sindical, passaram a defender o sistema público de saúde, enfatizando o direito à saúde. A questão da saúde sempre foi altamente politizada no Brasil, e o chamado movimento sanitário teve papel importante na resistência ao regime militar brasileiro e na luta pela democratização do país.

Em 1986, a partir da convocação da VIII Conferência Nacional da Saúde pelo Ministério da Saúde, cujo tema principal foi o direito à saúde, sugeriu-se a criação do SUS. Mas foi apenas em 1988, com a nova Constituição, que a saúde brasileira ganhou um valor maior. A CF/88 tem em seu Título VIII, Capítulo II e Seção II – Da Saúde, que abrangem os artigos 196 até o 200.

Os objetivos do SUS são:

- identificar e divulgar os condicionantes e determinantes da saúde;
- formular a política de saúde para promover os campos econômico e social, para diminuir o risco de agravos à saúde;
- fazer ações de promoção, proteção e recuperação de saúde, integrando ações assistenciais e preventivas (CARVALHO, 2013).

Os princípios do SUS são a Universalidade, a Igualdade e a Equidade.

- **Universalidade:** diz respeito ao direito à saúde e estipula que o SUS não pode discriminar ninguém, o direito a saúde é para todos.
- **Igualdade:** todos os cidadãos têm igual direito de acesso às ações e serviços de saúde.
- **Equidade:** significa tratar diferentemente os que tem diferenças e igualmente os que possuem igualdade. No SUS isso é relacionado às questões de saúde (CARVALHO, 2013).

A partir de então o SUS começou a ser estruturado e, com a alta demanda e a pouca organização, o sistema ficou insulado e os planos de saúde começam a surgir discretamente.

No artigo 199, está escrito que a assistência à saúde é livre à iniciativa privada, o que explica o aparecimento dos planos e seguros de saúde privados no Brasil a partir de 1988. O surgimento foi de forma muito tímida, mas hoje os planos e seguros ocupam uma grande parcela do mercado de saúde brasileiro,

O SUS tem muitos desafios. Algumas questões merecem destaque, pois tendem a melhorar as condições de saúde da população brasileira. Entre elas: a ampliação do acesso da população às ações e serviços de saúde; a humanização, o acolhimento e a qualidade; a ampliação da qualidade de gestão do SUS, modernizando os seus mecanismos; o financiamento crescente e estável para o setor, compatível com o crescimento, o desenvolvimento econômico e social do país e as necessidades do SUS (CARVALHO, 2013).

Exemplo

Em um cenário de crise no setor da Saúde no Brasil, na segunda metade da década de 1970, as medidas adotadas foram muito limitadas, a crise se expressava pela baixa eficácia da assistência médica, pelos altos custos do modelo médico-hospitalar e pela baixa cobertura dos serviços de saúde em função das necessidades da população.

Exercícios

1. Sobre a saúde coletiva, marque a alternativa correta.

a) Surgiu tanto na Europa quanto na América para controlar as endemias que ameaçavam a população.

b) Seu conceito basicamente fica reduzido à assistência médica simplificada para uma população carente.

c) Dentro de seu conceito há a identificação de diferentes variáveis sociais, econômicas e ambientais, que são estudadas no desenvolvimento de cenários de epidemia em determinada região para elaborar uma política de prevenção eficiente.

d) Suas funções essenciais são a ação coletiva tanto do Estado quanto da sociedade civil, destinada a proteger e melhorar a saúde das pessoas.

e) Trabalha com os problemas de saúde, principalmente mortes, doenças, agravos e riscos.

2. Sobre a reforma Sanitária no Brasil, parte histórica importante na criação da saúde coletiva, é correto afirmar:

a) Compõe-se principalmente de quatro dimensões: dimensão específica do campo saúde/doença; dimensão institucional; dimensão ideológica; e dimensão das relações entre produção, distribuição e apropriação das riquezas de forma a determinar situações de risco.

b) Nos anos 1960, a saúde era de comando do Ministério da Saúde, direcionada principalmente às zonas rurais e aos setores mais pobres da população, e tinha como alvo atividades de caráter preventivo.

c) Esse movimento surgiu a partir de críticas ao sistema de saúde vigente e de reivindicações de uma categoria por direitos trabalhistas.

d) Esse movimento veio de grupos apoiados pela Igreja católica e pela militância de esquerda em bairros pobres das grandes cidades, e criou-se principalmente para melhorar as condições de saúde dessas regiões.

e) As ações públicas eram restritas basicamente à cura e eram exercidas por aqueles que comprovassem ter experiência. Os pobres e os escravos se utilizavam de curandeiros.

3. Sobre os objetivos da saúde coletiva, assinale a alternativa correta.
   a) Organizar sistemas de saúde e controlar a incidência de doenças.
   b) Planejar e prestar assistência aos pacientes; monitorar os pacientes; prestar o cuidado e monitorar o acompanhamento.
   c) Planejar, organizar, dirigir, coordenar, controlar e executar atividades de prestação de serviços médico-assistenciais, em sistema ambulatorial, hospitalar e de emergência; além de prover recursos diagnósticos e terapêuticos em suas especialidades.
   d) Identificar e divulgar determinantes de saúde; formular políticas de saúde destinadas a promover a saúde nos campos econômico e social; garantir a assistência às pessoas por intermédio de ações de promoção, proteção e recuperação da saúde.
   e) Investigar a saúde da população ou condições de saúde de grupos populacionais específicos e suas tendências gerais, utilizando dados epidemiológicos, demográficos, socioeconômicos e culturais. Saber sobre os serviços de saúde, em diferentes instituições e níveis de complexidade. Entender sobre saúde, incluindo investigações históricas, sociológicas, antropológicas e epistemiológicas.

4. Na Reforma Sanitária do Brasil aconteceram eventos históricos que marcam o seu início. Marque a alternativa correta.
   a) Reuniões de gestores municipais e criação do Conselho Nacional de Secretários de Saúde (CONASS).
   b) A criação do Centro Brasileiro de Estudos de Saúde (CBES) em 1976 e, em 1979, a criação da Associação Brasileira de Pós-Graduação em Saúde Coletiva (ABRASCO).
   c) VIII Conferência Nacional de Saúde em 1986.
   d) Primeiro encontro nacional de cursos de pós-graduação de Medicina Social, Medicina Preventiva, Saúde Comunitária e Saúde Pública.
   e) 1º Encontro Nacional de Pós-Graduação em Saúde Coletiva, em 1978.

5. Sobre a saúde pública, assinale a resposta correta.
   a) Envolve a crítica permanente aos projetos de saúde.
   b) Pode ser considerada qualquer intervenção sobre a saúde da coletividade.
   c) A definição das funções essenciais é a da ação coletiva, tanto do Estado quanto da sociedade civil, destinada a proteger e melhorar a saúde das pessoas.
   d) A gestão de saúde passa pela democratização da vida social.
   e) Qualifica os problemas de saúde pela temática da modernização.

Referências

BUSS, P. M. Promoção da saúde e qualidade de vida. *Ciência e Saúde Coletiva*, Rio de Janeiro, v. 5, n. 1, p. 164-177, 2000. Disponível em: <http://www.scielo.br/pdf/csc/v5n1/7087.pdf>. Acesso em: 15 mar. 2018.

CAMPOS, G. W. de S. Saúde pública e saúde coletiva: campo e núcleo de saberes e práticas. *Ciência & Saúde Coletiva*, Rio de Janeiro, v. 5, n. 2, p. 219-230, 2000. Disponível em: <https://www.scielosp.org/scielo.php?pid=S1413-81232000000200002&script=sci_arttext&tlng=>. Acesso em: 15 mar. 2018.

CARVALHO, G. A saúde pública no Brasil. *Estudos Avançados*, São Paulo, v. 27, n. 78, p. 7-26, 2013. Disponível em: <http://www.scielo.br/pdf/ea/v27n78/02.pdf>. Acesso em: 15 mar. 2018.

ESCOREL, S. *Reviravolta na saúde*: origem e articulação do movimento sanitário. Rio de Janeiro: Fiocruz, 1999. Disponível em: <http://books.scielo.org/id/qxhc3/pdf/escorel-9788575413616.pdf>. Acesso em: 15 mar. 2018.

GIOVANELLA, L. et al. *Políticas e sistema de saúde no Brasil*. Rio de Janeiro: Fiocruz, 2012.

L'ABBATE, S. A análise institucional e a saúde coletiva. *Ciência & Saúde Coletiva*, Rio de Janeiro, v. 8, n. 1, p. 265-274, 2003. Disponível em: <https://www.scielosp.org/scielo.php?pid=S1413-81232003000100019&script=sci_arttext&tlng=>. Acesso em: 15 mar. 2018.

MATTA, G. C. A organização mundial da saúde: do controle de epidemias à luta pela hegemonia. *Trabalho, Educação e Saúde*, Rio de Janeiro, v. 3, n. 2, p. 371-396, set. 2005. Disponível em: <http://www.scielo.br/pdf/tes/v3n2/07.pdf>. Acesso em: 15 mar. 2018.

NUNES, E. D. Saúde coletiva: história de uma ideia e um conceito. *Saúde e Sociedade*, São Paulo, v. 3, n. 2, p. 5-21, 1994. Disponível em: <http://www.ceap.br/material/MAT15112013154835.pdf>. Acesso em: 15 mar. 2018.

OSMO, A.; SCHRAIBER, L. B. O campo da Saúde Coletiva no Brasil: definições e debates em sua constituição. *Saúde e Sociedade*, São Paulo, v. 24, supl. 1, p. 205-218, 2015. Disponível em: <http://www.scielo.br/pdf/sausoc/v24s1/0104-1290-sausoc-24-s1-00205.pdf>. Acesso em: 15 mar. 2018.

PAIM, J. S. *Nova saúde pública ou saúde coletiva?* Salvador: UDUFBA, 2006. Disponível em: <http://books.scielo.org/id/ptky6/pdf/paim-9788523211776-07.pdf>. Acesso em: 15 mar. 2018.

PAIM, J. S. *Reforma sanitária brasileira:* contribuição para a compreensão e crítica. Salvador: EDUFBA; Rio de Janeiro: Fiocruz, 2008. Disponível em: <http://books.scielo.org/id/4ndgv/pdf/paim-9788575413593.pdf>. Acesso em: 15 mar. 2018.

PAIM, J. S.; ALMEIDA FILHO, N. Saúde coletiva: uma "nova saúde pública" ou campo aberto a novos paradigmas? *Revista de Saúde Pública,* São Paulo, v. 32, n. 4, p. 299-316,

1998. Disponível em: <https://www.scielosp.org/article/rsp/1998.v32n4/299-316/pt/>. Acesso em: 15 mar. 2018.

PAIM, J. S.; TEIXEIRA, C. F. Política, planejamento e gestão em saúde: balanço do estado da arte. *Revista de Saúde Pública*, São Paulo, v. 40, nesp., p. 73-78, 2006. Disponível em: <https://www.scielosp.org/scielo.php?pid=S0034-89102006000400011&script=sci_arttext&tlng=>. Acesso em: 15 mar. 2018.

WORLD HEALTH ORGANIZATION. *About WHO*. 2018. Disponível em: <http://www.who.int/about/what-we-do/en/>. Acesso em: 15 mar. 2018.

Leituras recomendadas

ALMEIDA FILHO, N. Transdisciplinaridade e saúde coletiva. *Ciência & Saúde Coletiva*, Rio de Janeiro, v. 11, n. 1/2, p. 5-20, 1997. Disponível em: <https://www.scielosp.org/article/csc/1997.v2n1-2/5-20/>. Acesso em: 15 mar. 2018.

ENDEAVOR BRASIL. *PDCA:* a prática levando sua gestão à perfeição. Disponível em: <https://endeavor.org.br/pdca/>. Acesso em 04 nov. 2016.

FACCHINI, L. A. et al. Desempenho do PSF no Sul e no Nordeste do Brasil: avaliação institucional e epidemiológica da Atenção Básica à Saúde. *Ciência & Saúde Coletiva*, Rio de Janeiro, v. 11, n. 3, p. 669-681, 2006. Disponível em: <https://www.scielosp.org/article/csc/2006.v11n3/669-681/pt/>. Acesso em: 15 mar. 2018.

GUIDINI, C. *Abordagem histórica da evolução do Sistema de Saúde brasileiro:* conquistas e desafios. 31 f. 2012. Monografia (Especialização em Gestão de Organização Pública em Saúde)- Centro de Educação Superior Norte do RS, Universidade Federal de Santa Catarina, Tio Hugo, 2012. Disponível em: <http://repositorio.ufsm.br/bitstream/handle/1/2104/Guidini_Cristiane.pdf?sequence=1>. Acesso em: 15 mar. 2018.

MENDES, E. V. As redes de atenção à saúde. *Ciência & Saúde Coletiva*, Rio de Janeiro, v. 15, n. 5, p. 2297-2305, 2010. Disponível em: <https://www.scielosp.org/article/csc/2010.v15n5/2297-2305/>. Acesso em: 15 mar. 2018.

NUNES, E. D. Saúde coletiva: revisitando a sua história e os cursos de pós-graduação. *Ciência & Saúde Coletiva*, Rio de Janeiro, v. 1, n.1, p.55-69, 1996. Disponível em: <http://www.scielo.br/scielo.php?script=sci_arttext&pid=S1413-81231996000100055>. Acesso em: 15 mar. 2018.

PEQUENO, C. N.; CARVALHO, M. G. F.; FONTES, V. M. *Redução do consumo de produto químico utilizado em uma linha de produção de uma indústria de pneus*. 2015. Trabalho de Conclusão de Curso (Graduação em Engenharia de Produção)–Universidade do Estado do Rio de Janeiro, Rio de Janeiro, 2015.

REY, B. *Como fazer um brainstorming eficiente*. Exame Carreira. 26 jul. 2013. Disponível em: <http://exame.abril.com.br/carreira/como-fazer-um-brainstorming-eficiente/>. Acesso em: 04 nov. 2016.

RODRIGUES, S. *Crise:* perigo, oportunidade e… papo furado. Sobre palavras. Veja.com, 18 set. 2013. Disponível em <http://veja.abril.com.br/blog/sobre-palavras/lendo-a-lenda/crise-perigo-oportunidade-e-papo-furado/>. Acesso em 04 nov. 2016.

SILVA, M. D. L. et al. Gestão da Produção: Estudo sobre a gestão da manutenção na geração de energia e vapor utilizando caldeiras de uma indústria. In: ENCONTRO PARAENSE DE ENGENHARIA DE PRODUÇÃO, 7., 2016, Belém. *Anais...* Belém: 2016.

SLACK, N.; CHAMBERS, S.; JOHNSTON, R.; BETTS, A. *Gerenciamento de operações e de processos:* princípios e práticas de impacto estratégico. 2. ed. Porto Alegre: Bookman, 2013.

SOUZA, T. de J. F. et al. Proposta de melhoria do processo de uma fábrica de polpas por meio da metodologia de análise e solução de problemas. In: ENCONTRO NACIONAL DE ENGENHARIA DE PRODUÇÃO, 35., 2015, Fortaleza. *Anais...* Fortaleza: 2015. Disponível em: <http://www.abepro.org.br/biblioteca/TN_STP_207_228_27341.pdf>. Acesso em: 04 nov. 2016.

Processo de saúde e doença

Objetivos de aprendizagem

Ao final deste capítulo, você deve apresentar os seguintes aprendizados:

- Descrever o conceito de saúde.
- Definir o conceito de doença.
- Identificar historicamente os conceitos de saúde e doença e relacionar estes conceitos com a Epidemiologia.

Introdução

Você sabia que o conceito de saúde é mais abrangente do que simplesmente não estar doente? A saúde é definida como a situação de perfeito bem-estar físico, mental e social. Dizer que há saúde não é o mesmo que dizer que não há doença e vice-versa; esses termos tratam de coisas diferentes e ao mesmo tempo indissociáveis.

O conceito de doença também é mais amplo e pode nos ajudar a aprender sobre questões epidemiológicas que permeiam o processo de saúde e doença. A presença ou ausência de doença é uma questão pessoal e social. Pessoal, porque a capacidade individual para trabalhar, ser produtivo, amar e divertir-se está relacionada com a saúde física e mental da pessoa. Social, porque a doença de uma pessoa pode afetar outras pessoas significativas.

Neste capítulo, você vai estudar esses conceitos e relacioná-los com a história e a epidemiologia.

O conceito de saúde

No dia 7 de abril de 1948, foi criada a Organização Mundial de Saúde (OMS). A partir de 1950, todo dia 7 de abril passou a ser comemorado como o Dia Mundial da Saúde. Essa data tem como principal objetivo discutir temas específicos que estejam dentro da agenda de prioridades internacionais da OMS e conscientizar as pessoas sobre a preservação da saúde, com foco na manutenção ou na melhoria da qualidade de vida. No Brasil, a Lei nº 5.352, de 8 de novembro de 1967 (BRASIL, 1967), instituiu o Dia Nacional da Saúde, comemorado todo dia 5 de agosto, em homenagem a Oswaldo Cruz, em virtude de sua importante atuação no combate às epidemias brasileiras.

Nas diversas edições do Dia Mundial da Saúde, inúmeros temas foram discutidos. Em 2010, o tema central foi "1.000 cidades — 1.000 vidas", remetendo-se à urbanização e à saúde, com foco nos efeitos da urbanização na saúde das pessoas (CNS, 2010). Em 2021, o tema central foi "Construindo um mundo mais justo e saudável", que se propôs a discutir a construção de um mundo mais justo e saudável. Muito mais do que um evento, trata-se de uma oportunidade de se discutir sobre a equidade nos serviços de saúde, considerando aspectos econômicos, sociais e ambientais (CNS, 2021; OPAS, 2021).

Para a OMS, a saúde não deve ser tratada como a ausência de doença, mas sim como "[...] um estado de completo bem-estar físico, mental e social e não somente ausência de afeções e enfermidades" (CNS, 2021, documento *on-line*). Contudo, diante dos temas discutidos nos diversos "Dia Mundial da Saúde", observa-se que o conceito de saúde apresentado pela OMS é, por vezes, utópico. O que é um estado "completo" de bem-estar físico, mental e social? Em 1997, Segre e Ferraz (1997) apresentaram esse questionamento em um artigo de opinião, pois consideravam a definição proposta ultrapassada, por se tratar de um estado de "perfeição inatingível", principalmente quando se leva em consideração as características individuais da personalidade de cada ser humano.

Considerando a ótica da saúde coletiva, Silva, Schraiber e Mota (2019, p. 5) realizaram um estudo documental e percebeu a existência de duas polarizações do conceito de saúde:

> [...] por um lado, ocorre majoritariamente uma defesa por se construir tal conceito, existindo no interior de grupo de estudos uma polissemia do termo, pois surgem diversas definições sobre o que seria saúde; por outro, encontramos o argumento da dificuldade de se conceituar saúde, com estudos que negam qualquer elaboração nesse sentido.

A palavra *saúde* deriva do latim *sanitas*, que se refere à integridade anatomofuncional dos organismos vivos (sanidade) (BVS, 2021). No entanto, a saúde tem caráter multidimensional, de modo que precisa ser considerada por meio de diferentes referenciais teóricos e culturais, levando-se em consideração o período histórico e a localização em que se estabelece a definição. O pensamento de que ter saúde indica a ausência de doenças nasceu na Antiguidade, porém, a partir do século XXI, passou a ser reconsiderado. Quando a OMS trouxe o conceito de saúde supracitado, ele pareceu avançado na ocasião, porém muito se discute, hoje, que esse conceito é ultrapassado e unilateral, por visar a uma perfeição inatingível (BVS, 2021).

Nessa perspectiva, na 8ª Conferência Nacional de Saúde, em 1986, foi elaborado um conceito ampliado de saúde:

> Em seu sentido mais abrangente, a saúde é resultante das condições de alimentação, habitação, educação, renda, meio ambiente, trabalho, transporte, emprego, lazer, liberdade, acesso e posse da terra e acesso a serviços de saúde. É, assim, antes de tudo, o resultado das formas de organização social da produção, as quais podem gerar grandes desigualdades nos níveis de vida. A saúde não é um conceito abstrato. Define-se no contexto histórico de determinada sociedade e num dado momento de seu desenvolvimento, devendo ser conquistada pela população em suas lutas cotidianas (BRASIL, 1986, p. 4).

Confira, a seguir, alguns dos marcos históricos que ocorreram até se chegar a essa definição de saúde (FIOCRUZ, 2021).

- **1941 – 1ª Conferência Nacional de Saúde:** defesa sanitária, assistência social e proteção da maternidade, da infância e da adolescência.
- **1950 – 2ª Conferência Nacional de Saúde:** higiene e segurança do trabalho e prevenção da saúde para trabalhadores e gestantes.
- **1953:** foi criado o Ministério da Saúde.
- **1961:** foi instituído o Código Nacional de Saúde.
- **1963 – 3ª Conferência Nacional de Saúde:** proposta inicial de descentralização da saúde.
- **1967 – 4ª Conferência Nacional de Saúde:** recursos humanos necessários às demandas da saúde no país.
- **1975 – 5ª Conferência Nacional de Saúde:** elaboração de uma política nacional de saúde; implementação do Sistema Nacional de Saúde; programa de saúde materno-infantil; Sistema Nacional de Vigilância.
- **1977 – 6ª Conferência Nacional de Saúde:** controle das grandes endemias e interiorização dos serviços.
- **1980 – 7ª Conferência Nacional de Saúde:** implantação e desenvolvimento de serviços básicos de saúde – PrevSaúde; extensões das ações de saúde por meio dos serviços básicos.
- **1986 – 8ª Conferência Nacional de Saúde:** marco da Reforma Sanitária; Saúde com Direito; reformulação do Sistema Nacional de Saúde e Financiamento Setorial.

Nesse sentido, observa-se que a saúde parte do pressuposto de que o estilo e o ritmo de vida (que são diferentes em cada cultura), o local de moradia, a rotina de trabalho, entre outros aspectos, são tão importantes quanto os aspectos sociais, econômicos, biológicos e mentais dos indivíduos. Diante disso, faz-se indispensável "[...] entender saúde por meio das relações históricas, econômicas, políticas, sociais, da qualidade de vida, das necessidades básicas do ser humano, seus valores, crenças, direitos, deveres, suas relações dinâmicas e construídas ao longo de todo o ciclo da vida e do meio em que convive" (BVS, 2021, documento *on-line*).

Qualidade de vida e saúde

A qualidade de vida é um método utilizado para avaliar as condições de vida dos indivíduos. Envolve o bem espiritual, físico, psicológico e emocional, além de relacionamentos sociais, saúde, educação, poder de compra, habitação, saneamento básico e outras circunstâncias da vida. A Saúde está incluída nessa medida, que auxilia os pesquisadores a melhorarem a vida das populações, pois consegue avaliar domínios da vida das pessoas. Dentro das avaliações de qualidade de vida é possível também avaliar os anos de vida ajustados pela qualidade de vida (do inglês, *Quality Adjusted Life Years*, QALY), que é um índice simples que combina a mortalidade e a morbidade.

Uma nova maneira de pensar a saúde e a doença deve incluir explicações para os achados universais de que a mortalidade e a morbidade obedecem a um gradiente que atravessa as classes socioeconômicas, de modo que menor renda ou pior status social estão associados a uma pior condição em termos de saúde. A saúde deve ser entendida em sentido mais amplo, como componente da qualidade de vida e, assim, não é um bem de troca, mas um bem comum, um bem e um direito social, no sentido de que cada um e todos possam ter assegurado o exercício e a prática desse direito à saúde a partir da aplicação e utilização de toda a riqueza, conhecimento e tecnologia disponível, que a sociedade desenvolveu e vem desenvolvendo nesse campo, adequados às suas necessidades, envolvendo promoção e proteção da saúde, prevenção, diagnóstico, tratamento e reabilitação de doenças.

Fique atento

A qualidade de vida foi definida como sensação íntima de conforto, bem-estar ou felicidade no desempenho de funções físicas, intelectuais e psíquicas dentro da realidade da sua família, do seu trabalho e dos valores da comunidade à qual pertence.

O conceito de doença

Saúde e doença não são estados ou condições estáveis, mas sim conceitos vitais, sujeitos a constante avaliação e mudança. A doença é considerada como ausência de Saúde, um estado que, ao atingir um indivíduo, provoca distúrbios das funções físicas e mentais. Pode ser causada por fatores exógenos (externos, do ambiente) ou endógenos (internos, do próprio organismo).

O modelo biomédico, aplicado à saúde pública, reconheceu que:

- as doenças infecciosas eram difíceis senão impossíveis de curar e, uma vez instaladas no adulto, o seu tratamento e a sua cura eram dispendiosos;
- os indivíduos contraíam doenças infecciosas em contato com o meio ambiente físico e social que continha o agente patogénico;
- as doenças infecciosas não se contraíam a não ser que o organismo hospedeiro fornecesse um meio favorável ao desenvolvimento do agente infeccioso.

Além disso, esse modelo mostrou que, para prevenir as doenças, era necessário controlar os agentes patogénicos, por exemplo, controlando a sua mobilidade através da construção de sistemas de esgotos e de distribuição de água potável e da gestão de migrações, ou destruindo esses agentes com o tratamento das águas de consumo, e finalmente, já bem dentro do presente século, produzindo vacinas. Quando essas medidas falham, aplica-se a medicina curativa que, a partir de meados do século XX, encontrou nos antibióticos um auxiliar eficaz na destruição desses microorganismos. A partir dos sinais das doenças, o desenvolvimento da anatomia patológica tornou-se um dos principais alicerces da medicina moderna e a doença passou a ser considerada uma patologia (BATISTELLA, 2007).

Assim, essas descobertas levaram os profissionais da saúde a alterar o estilo de vida da população. A modificação de alguns comportamentos, tais como deixar de fumar, cuidar da alimentação, controlar o stress, praticar exercício regularmente, dormir um número de horas adequado, verificar periodicamente a saúde, permitiria reduzir drasticamente a mortalidade dos pacientes.

À medida que as doenças passaram ser acompanhadas estatisticamente, locais de atendimento em saúde também se transformam em espaços de produção de conhecimento e de ensino. A clínica passou a buscar uma linguagem objetiva e os sintomas passam a representar a linguagem do corpo. Dessa forma, a busca pela doença passou a ser no corpo e não fora dele.

Para facilitar a classificação das doenças, a OMS criou uma lista conhecida como Classificação Internacional de Doenças (CID), que é uma ferramenta epidemiológica que fornece códigos relativos à classificação de doenças e de uma grande variedade de sinais, sintomas, aspectos anormais, queixas, circunstâncias sociais e causas externas para ferimentos ou doenças. Essa classificação foi criada a partir de uma necessidade de classificar as doenças, e a partir de outras tentativas de organizar o conhecimento sobre as doenças. Em 1855, Willian Far estabeleceu uma classificação que estava dividida em 5 grupos: doenças epidêmicas, generalizadas e localizadas, de acordo com a classificação anatômica, do desenvolvimento e consequentes de traumatismo. A partir da classificação de Far e de muitas revisões, chegou-se ao CID utilizado atualmente.

Dentro das questões de doenças, faz-se necessário compreender o processo saúde-doença que surge a partir de diferentes dimensões:

- Microestrutural – molecular ou celular;
- Microsistêmica – metabolismo ou tecido;
- Subindividual (órgão ou sistema) – processos fisiopatológicos;
- Clínica individual – casos;
- Epidemiológica – população sob risco;
- Interfaces ambientais – ecossistemas;
- Simbólica – semiológica e cultural.

O processo saúde-doença, reconhecido a partir da posição do observador, aparece como alteração celular, sofrimento ou problema de saúde. No nível individual, a expressão do processo pode ser, simultaneamente, alteração fisiopatológica, sofrimento e representação (mediada por valores culturais). No nível coletivo, o processo saúde-doença possui uma expressão populacional (demográfica, ecológica), cultural (conjunto de regras) e espacial (organização e disposição). Nas sociedades, esse mesmo processo aparece como problema de saúde pública, entre o particular e o público e entre o individual e o coletivo (BATISTELA, 2007).

No modelo de atenção, o objeto das práticas de saúde se expande para além da doença, dos doentes, dos modos de transmissão e dos fatores de risco, passando a englobar as necessidades e os determinantes (condições de vida e de trabalho), buscando o desenvolvimento de operações sobre os principais problemas e necessidades sociais de saúde, através de ações intersetoriais e de políticas públicas saudáveis. Na perspectiva da microbiologia de antigamente, o achado de uma causa microscópica da doença deveria representar uma conformação à visão de mundo estabelecida pela física Newtoniana, na qual tudo se originava de partículas cada vez menores, moléculas e átomos. "Deve ser observado que desde a abertura dos corpos, no nascimento da clínica, foi reforçada a noção de que a doença se retirava para uma intimidade cada vez mais inacessível do espaço interno do corpo humano." (FOUCAULT, 1977)

Na história, as doenças sempre representavam um desequilíbrio social e, nessa condição, a sociedade sempre precisou identificar causas e motivos. E as soluções para as doenças utilizavam medidas rígidas de controle, adotadas pelas autoridades sanitárias com o aval da população. Entre elas estavam a vigilância sanitária de moradias e estabelecimentos comerciais, o isolamento (quarentenas) e o desaparecimento dos doentes. Os sanatórios, por exemplo, eram instituições criadas com o pretexto de oferecer tratamento diferencial para os doentes (CASTRO-SANTOS, 2006).

Nas epidemias, por exemplo, os negros foram condenados por serem responsáveis por levar a doença, na segunda metade do século XIX, quando o governo brasileiro atraía a mão-de-obra imigrante branca, mas os imigrantes eram mais suscetíveis às enfermidades, causando uma crise econômica e um preconceito contra os negros. Ao invés de serem apontados como culpados pelas epidemias, os imigrantes foram vistos como vítimas da situação.

Com a sífilis, o alvo de preconceito foram as prostitutas, que foram responsabilizadas pela transmissão não apenas da doença, mas também de comportamentos sexuais desviantes e promíscuos dentro da sociedade (CASTRO-SANTOS, 2006).

Entre as epidemias mais importantes que assolaram o Brasil desde o final do século XIX, estão a da febre amarela nos anos 1850 e 1870, a da varíola de 1834 a 1839, a da gripe espanhola entre os anos de 1918 e 1919, a da sífilis em 1920 e a dengue nos anos 1930.

Fique atento

A CID é formada por uma letra, seguida por três números. O código formado permite a identificação de todas as doenças conhecidas, bem como de sintomas, queixas de pacientes, aspectos fisiológicos anormais, dentre outros.

Saúde, doença e epidemiologia

A Epidemiologia é o estudo da frequência, da distribuição e dos determinantes dos problemas de saúde em populações, bem como a aplicação desses estudos no controle dos eventos relacionados com saúde. A epidemiologia pode ser aplicada para informar a situação de saúde da população, investigar os fatores determinantes da situação de Saúde e avaliar o impacto das ações para alterar a situação encontrada. As medidas de frequência das doenças são definidas por conceitos epidemiológicos principais, que são a prevalência (o número de casos existentes de uma doença, em um dado momento) e a incidência (a frequência com que surgem casos novos da doença num intervalo de tempo). Para os estudos epidemiológicos é necessário conhecimento detalhado das condições de vida e de trabalho das pessoas para que se possa planejar e programar o desenvolvimento de ações em Saúde. Esses determinantes mais amplos do processo Saúde-doença são as condições de materiais necessários à sobrevivência, relacionados à nutrição, habitação, saneamento básico e ás condições de meio ambiente.

Na maior parte do tempo de suas vidas, a maioria das pessoas é saudável, ou seja, não necessita de hospitais, CTI ou complexos procedimentos médicos, diagnósticos ou terapêuticos. Mas, durante toda a vida, todas as pessoas necessitam de água e ar puros, ambiente saudável, alimentação adequada, situações sociais, econômicas e culturais favoráveis, prevenção de problemas específicos de saúde, assim como educação e informação – esses, componentes importantes da promoção da saúde. Então, para promover a saúde, é preciso enfrentar os determinantes sociais da saúde. Para melhorar as condições de saúde de uma população, são necessárias mudanças profundas dos padrões econômicos no interior dessas sociedades e intensificação de políticas sociais, que são eminentemente políticas públicas. Ou seja, para que uma sociedade conquiste saúde para todos os seus integrantes, é necessária ação intersetorial e políticas públicas saudáveis.

Para a atenção integral de saúde, é necessário utilizar e integrar saberes e práticas hoje reunidos em compartimentos isolados: atenção médico-hospitalar; programas de saúde pública; vigilância epidemiológica; vigilância sanitária;

educação para a saúde etc. com ações extra-setoriais em distintos campos, como água, esgoto, resíduos, drenagem urbana, e também na educação, habitação, alimentação e nutrição etc, e dirigir esses saberes e práticas integrados a um território peculiar, diferente de outros territórios, onde habita uma população com características culturais, sociais, políticas, econômicas etc. também diferentes de outras populações que vivem em outros territórios.

Dentro da epidemiologia é possível estudar os indicadores de Saúde, que são medidas que refletem características e têm como propósito elucidar situações de saúde. Os indicadores possuem muitas especifidades e são divididos em três categorias:

- Indicadores que traduzem diretamente a Saúde: razão de mortalidade proporcional, coeficiente geral de mortalidade, esperança de vida ao nascer, coeficiente de mortalidade infantil e coeficiente de mortalidade por doenças transmissíveis;
- Indicadores que referem às condições do meio: índice de abastecimento de água, rede de esgotos, contaminações ambientais por poluentes; e
- Indicadores que medem os recursos materiais e humanos relacionados às atividades de Saúde: índices relativos à rede de unidades de saúde de atenção básica, profissionais de saúde e leitos hospitalares.

Dentro da epidemiologia temos conceitos muito importantes que precisam ser destacados para compreensão do processo saúde e doença:

- Mortalidade: dados provenientes de declarações de dados de morte;
- Morbidade: a comunicação de uma doença ou agravo à saúde feita a autoridade sanitária;
- Razão de chances: medida de associação, significa quantas vezes maior é a chance de um indivíduo estar doente entre aqueles expostos a algum fator e aos não expostos (exemplo: qual a chance de ter câncer de pulmão entre os fumantes e não fumantes);
- Risco relativo: responde a quantas vezes é maior o risco de desenvolver uma doença entre indivíduos expostos e não expostos (por exemplo: risco de bebês que não são amamentados exclusivamente com leite materno de terem diarreia com comparação com bebês que são amamentados apenas com leite materno), e também é uma medida de de associação;
- Causalidade: explica a ocorrência da doença ou de outros eventos ligados à saúde.

As mudanças ocorridas nos padrões de morte, morbidade e invalidez que caracterizam uma população específica e que, em geral, ocorrem em conjunto com outras transformações demográficas, sociais e econômicas são transições epidemiológicas (SCHRAMM *et al.*, 2004) que ocorrem ao longo do tempo.

Essas transições e modificações na saúde da população na qual doenças crônicas e suas complicações são prevalentes resultam em padrões diferentes de utilização dos serviços de saúde e no aumento de gastos. Essas questões levam a desafios para a incorporação de tecnologias, mudança no modelo hospitalocêntrico ainda vigente, a pouca valorização na educação médica e de outros profissionais em relação aos aspectos referentes à promoção e prevenção e à necessidade de novas instâncias de cuidados (além do hospitalar e do ambulatorial clássico).

Na epidemiologia, para o fortalecimento dos processos de saúde e doença e para a criação de políticas públicas adequadas, alguns indicadores auxiliam a medir simultaneamente o impacto da mortalidade e dos problemas de saúde que afetam a qualidade de vida dos indivíduos. São eles:

- O DALY que mede os anos de vida perdidos por morte prematura;
- O YLL –*Years of Life Lost*– Anos de vida perdidos por morte prematura ou incapacidade;
- E o YLD – *Years Lived with Disability* – Anos de vida vividos com incapacidade.

A metodologia propõe a utilização da tábua de mortalidade, na qual a esperança de vida é calculada para cada idade. Essa medida é realizada em todos os países para garantir os resultados e as comparações. Para que os anos perdidos por morte prematura e os anos vividos com incapacidade possam ser adicionados é preciso criar uma escala associando pesos à mortalidade e às doenças e sequelas. A OMS sugere pesos segundo sexo, faixa etária e tratamento ou não da doença.

Basicamente os cálculos da DALY são a soma do YLL com YLD.

E o YLL é igual ao número de mortes multiplicado pela expectativa de vida e a idade da morte em anos (YLL = M x E).

Essas medidas auxiliam na criação de políticas públicas adequadas.

Exemplo

Indicadores demográficos: medem a distribuição de fatores determinantes da situação de saúde relacionados à dinâmica populacional na área geográfica referida, por exemplo, o indicador de população total.

Exercícios

1. A epidemiologia tem contribuído de forma muito consistente para respostas relacionadas a problemas de saúde. As medidas de frequência das doenças são definidas por conceitos epidemiológicos principais. Assinale a alternativa CORRETA em relação a esses conceitos:

a) mortalidade são dados provenientes de declarações de dados e Morbidade é a comunicação de uma doença ou agravo à saúde feita a autoridade sanitária.

b) a prevalência é o número de casos existentes de uma doença, em um dado momento. E a incidência refere-se à requência com que surgem casos novos da doença em um intervalo de tempo.

c) razão de chances significa quantas vezes maior é a chance de um indivíduo estar doente entre aqueles expostos a algum fator e aos não expostos. Exemplo: qual a chance de ter câncer de pulmão entre os fumantes e não fumantes.

d) risco relativo responde a quantas vezes é maior o risco de desenvolver uma doença entre indivíduos expostos e não expostos. Por exemplo: Risco de bebês que não são amamentados exclusivamente com leite materno de terem diarreia com comparação com bebês que são amamentados apenas com leite materno.

e) causalidade explica a ocorrência da doença ou de outros eventos ligados à saúde.

2. Quando estudamos as condições de saúde e doença em epidemiologia é necessário planejar e programar o desenvolvimento de ações em saúde. Esse conhecimento exige um detalhamento das condições de vida e de trabalho das pessoas. Assinale a resposta CORRETA em relação a esses determinantes mais amplos do processo saúde e doença.

a) Condições de materiais necessários à sobrevivência, relacionados à nutrição, à habitação, ao saneamento básico e às condições do meio ambiente.

b) Formas sociais e culturais do estilo de vida no padrão de se alimentar, no dispêndio de energia no cotidiano, no trabalho e nos esportes, hábitos como consumo de fumo, álcool e lazer.

c) Características genéticas e imunológicas, renda, acesso a serviços de saúde, escolaridade e educação, posição na sociedade, personalidade, hábitos, entre outros.

d) Políticas públicas, desenvolvimento sustentável, Produto Nacional bruto, desigualdade de rendas, ambiente social, iniquidades sociais e posições hierárquicas.

e) Sociedade, família, indivíduo, órgão e célula.

3. Os indicadores são medidas que refletem características e têm como propósito elucidar situações de saúde. Os indicadores possuem muitas especifidades e são divididos em três categorias a) indicadores que traduzem diretamente a saúde, b) indicadores que referem às condições do meio e c) indicadores que medem os recursos materiais e humanos relacionados às atividades de saúde. Assinale a alternativa CORRETA com os indicadores que traduzem diretamente à saúde.

a) Índice de abastecimento de água, rede de esgotos, contaminações ambientais por poluentes.

b) Índices relativos à rede de unidades de saúde de atenção básica, profissionais de saúde e leitos hospitalares.

c) Indicadores que medem a distribuição de fatores determinantes da situação de saúde relacionados à dinâmica populacional na área geográfica referida.

d) Indicadores que medem os fatores de risco (ex.: tabaco, álcool) e/ou proteção (ex.: alimentação saudável, atividade física, aleitamento) que predispõem a doenças e agravos ou protegem das doenças e agravos.

e) Razão de mortalidade proporcional, coeficiente geral de mortalidade, esperança de vida ao nascer, coeficiente de mortalidade infantil e coeficiente de mortalidade por doenças transmissíveis.

4. Sobre a Classificação Internacional de doenças, marque a alternativa CORRETA.

a) É um entendimento do estado patológico e avança nas relações entre os diversos estados patológicos da população em um determinado momento.

b) Ocorrência de doenças e estabelecimento de condições de transmissão associadas a biogeocenoses ou ecossistemas.

c) Está dividida em 5 grupos: doenças epidêmicas, generalizadas, localizadas a partir de sua classificação anatômica, do desenvolvimento e consequentes de traumatismo.

d) Fornece códigos relativos à classificação de doenças e de uma grande variedade de sinais, sintomas, aspectos anormais, queixas, circunstâncias sociais e causas externas para ferimentos ou doenças.

e) Classificação segundo a natureza das doenças em: gotosa, herpética e hemática, entre outras.

5. Sobre os determinantes sociais da saúde, assinale o que está CORRETO.

a) Considera como fator único de surgimento de doenças um agente etiológico - vírus, bactérias ou protozoários.

b) É o método utilizado para avaliar as condições de vida dos indivíduos, envolve o bem espiritual, físico, psicológico e emocional; além de relacionamentos sociais, saúde, educação, poder de compra, habitação, saneamento básico e outras circunstâncias da vida.

c) São os fatores sociais, econômicos, culturais, étnicos/raciais, psicológicos e comportamentais que influenciam a ocorrência de problemas de saúde e seus fatores de risco na população.

d) É um agente externo causador da doença que deve ser combatido como um inimigo da saúde.

e) É uma medida genérica da carga de doenças, incluindo a qualidade de vida quanto o tempo que se vive.

Referências

BATISTELLA, C. *Abordagens contemporâneas do conceito de saúde*. [200-?]. Disponível em: https://edisciplinas.usp.br/pluginfile.php/313818/mod_resource/content/1/territorio_e_o_processo_2_livro_1.pdf#page=51. Acesso em: 05 mar. 2018.

BIBLIOTECA VIRTUAL EM SAÚDE (BVS). *05/8 - Dia Nacional da Saúde*. Ministério da Saúde, 2021. Disponível em: https://bvsms.saude.gov.br/05-8-dia-nacional-da-saude/. Acesso em: 15 jul. 2021.

BRASIL. *Lei n. 5.352, de 8 de novembro de 1967.* Institui o Dia Mundial da Saúde. Brasília: Presidência da República, 1967. Disponível em: http://www.planalto.gov.br/ccivil_03/leis/1950-1969/l5352.htm. Acesso em: 15 jul. 2021.

BRASIL. Ministério da Saúde. *Anais da 8ª Conferência Nacional de Saúde*: 17 a 21 de março de 1986. Brasília: Ministério da Saúde/Centro de Documentação, 1987. Disponível em: https://bvsms.saude.gov.br/bvs/publicacoes/8_conferencia_nacional_saude_relatorio_final.pdf. Acesso em: 15 jul. 2021.

CASTRO-SANTOS, L. A. de. Resenhas: Uma história brasileira das doenças. Nascimento DR, Carvalho DM, organizadoras. Brasília: Editora Paralelo 15; 2004. 338 pp. *Cadernos de Saúde Pública*, Rio de Janeiro, v. 22, n. 6, p. 1350-1354, jun. 2006. Disponível em: http://www.scielo.br/pdf/csp/v22n6/25.pdf. Acesso em: 05 mar. 2018.

CONSELHO NACIONAL DE SAÚDE (CNS). *Abril da saúde 2021*: CNS mobiliza conselhos e sociedade em defesa do SUS e da vida. Ministério da Saúde, 2021. Disponível em: http://conselho.saude.gov.br/ultimas-noticias-cns/1668-abril-da-saude-2021-cns-mobiliza-conselhos-e-sociedade-em-defesa-do-sus. Acesso em: 15 jul. 2021.

CONSELHO NACIONAL DE SAÚDE (CNS). *Dia Mundial da Saúde*: 1000 cidades — 1000 vidas. CNS, 2010. Disponível em: http://conselho.saude.gov.br/web_diamundial/index.html. Acesso em: 15 jul. 2021.

FOUCAULT, M. *O nascimento da clínica*. Rio de Janeiro: Forense Universitária, 1977.

FUNDAÇÃO OSWALDO CRUZ (FIOCRUZ). *Linha do tempo*: Conferências Nacionais de Saúde. Disponível em: https://portal.fiocruz.br/linha-do-tempo-conferencias-nacionais-de-saude. Acesso em: 15 jul. 2021.

ORGANIZAÇÃO PAN-AMERICANA DA SAÚDE (OPAS). *Dia Mundial da Saúde 2021*. OPAS; OMS, 2021. Disponível em: https://www.paho.org/pt/eventos/dia-mundial-da-saude-2021. Acesso em: 15 jul. 2021.

SCHRAMM, J. M. de A. *et al.* Transição epidemiológica e o estudo de carga de doença no Brasil. *Ciência e Saúde Coletiva*, Rio de Janeiro, v. 9, n. 4, p. 897-908, 2004. Disponível em: http://www.scielo.br/pdf/csc/v9n4/a11v9n4. Acesso em: 05 mar. 2018.

SEGRE, M.; FERRAZ, F. C. O conceito de saúde. *Revista de Saúde Pública*, v. 31, n. 5, p. 538–542, 1997. Disponível em: https://www.scielo.br/j/rsp/a/ztHNk9hRH3TJhh5fMgDFCFj/?lang=pt&format=pdf. Acesso em: 15 jul. 2021.

SILVA, M. J. S.; SCHRAIBER, L. B.; MOTA, A. O conceito de saúde na saúde coletiva: contribuições a partir da crítica social e histórica da produção científica. *Physis — Revista de Saúde Coletiva*, v. 29, n. 1, p. 1–19, 2019. Disponível em: https://www.scielo.br/j/physis/a/7jH6HgCBkrmFm7RdwkNRHfm/?lang=pt&format=pdf. Acesso em: 15 jul. 2021.

Leituras recomendadas

SLACK, N.; CHAMBERS, S.; JOHNSTON, R.; BETTS, A. *Gerenciamento de operações e de processos*: princípios e práticas de impacto estratégico. 2. ed. Porto Alegre: Bookman, 2013.

SOUZA, T. de J. F. *et al.* Proposta de melhoria do processo de uma fábrica de polpas por meio da metodologia de análise e solução de problemas. In: ENCONTRO NACIONAL DE ENGENHARIA DE PRODUÇÃO, 35., 2015, Fortaleza. *Anais*... Fortaleza: 2015. Disponível em: http://www.abepro.org.br/biblioteca/TN_STP_207_228_27341.pdf. Acesso em: 04 nov. 2016.

Relação saúde, sociedade e cultura

Objetivos de aprendizagem

Ao final deste capítulo, você deve apresentar os seguintes aprendizados:

- Reconhecer, dentro do conceito de saúde e doença, os determinantes que levam ao processo de adoecimento e cura.
- Relacionar conceitualmente saúde, sociedade e cultura.
- Definir os sistemas de saúde cultural e social.

Introdução

Você sabia que quando conversamos sobre saúde devemos incluir e conhecer a realidade demográfica, epidemiológica, social, política e cultural? Dentro desse contexto há uma estreita relação entre saúde e sociedade, a partir da qual devemos refletir sobre o sujeito, a família e as relações sociais mais amplas. A cultura é um conjunto de valores, de costumes, de regras e de leis que interferem em vários aspectos da vida; e a saúde, é vista como um traço cultural. A saúde é geralmente vista como a perspectiva da sobrevivência, de anos de vida ganhos, de defesa da vida. Mas, se consideramos a cultura, a saúde é também ligada à intensidade da vida e à qualidade de vida. Antigamente, a única cultura envolvida na saúde era a cultura científica; não havia preocupação com a cultura nacional, o foco era controlar as epidemias, que as pessoas recebessem vacinas e fossem internadas nos hospitais e que a cidade fosse sanitarizada, mas a cultura da sociedade não era discutida. Atualmente, já consideram outro modelo, no qual a cultura aparece de forma muito mais dialética e interativa, considerando o interesse de sobreviver, mas também o desejo, o prazer, a realização, o sujeito e seu contexto.

Neste capítulo você vai estudar essa relação entre saúde, sociedade e cultura.

Saúde e doença: conceitos e processos

Há uma estreita relação entre sociedade, cultura e saúde. É a partir de informações sobre a realidade demográfica, epidemiológica, social, política e cultural que é possível trabalhar com políticas públicas adequadas. Essa realidade contextual se dá desde a unidade mais micro, que inclui os sujeitos e a família, até as relações sociais mais amplas, como o processo de globalização na sociedade. A saúde e a sociedade são compreendidas como indissociáveis, dependendo de como entendemos como saúde e a doença são produzidas. O processo saúde-doença é determinado pela forma como o homem se apropria da natureza em seus processos de trabalho em cada momento histórico e em determinadas relações sociais de produção (CAMPOS, 2002). A saúde é um traço cultural: pensamos em saúde na perspectiva da sobrevivência, dos anos de vida ganhos, de defender a vida. Mas, do ponto de vista cultural, a vida é também ligada ao prazer, ou seja, à intensidade da vida, à qualidade de vida (CAMPOS, 2002) e a tudo relacionado com a saúde.

- **Saúde:** determinada pela própria biologia humana, pelo ambiente físico, social e econômico ao qual o indivíduo está exposto e pelo seu estilo de vida, isto é, pelos hábitos de alimentação e outros comportamentos que podem ser benéficos ou prejudiciais. A boa saúde está associada ao aumento da qualidade de vida.
- **Sociedade:** o conjunto de pessoas que compartilham propósitos, preocupações e costumes e que interagem entre si, constituindo uma comunidade.
- *Cultura:* é um conjunto de valores, costumes, regras e leis que interferem em vários aspectos da vida.

Dessa forma, existem diferentes jeitos de pensar a saúde e o processo saúde-doença em termos de modelos assistenciais. Quando queremos estudar saúde, sociedade e cultura, devemos compreender que temos dois modelos assistenciais: **um modelo biomédico** e **um modelo de determinação social**.

O modelo biomédico veio através da valorização do complexo industrial, da célula e da química, do poder do médico e sua onipotência, do conhecimento fragmentado e da rigidez. Nesse modelo, o conhecimento e a prática de saúde são centralizados no profissional médico. O modelo de determinação social valoriza a psicologia e o cultural, a atuação interdisciplinar e multiprofissional, a pessoa como um todo, a permeabilidade e a humildade, a flexibilidade e o pensamento crítico politico. Com a compreensão desses modelos, fica mais fácil a discussão da relação entre sociedade, cultura e saúde.

Diferenças entre os modelos

No Quadro 1 vemos as diferenças entre o modelo de determinação social e o modelo biomédico.

Quadro 1. Diferenças entre o modelo de determinação social e o biomédico.

Modelo de Determinação Social	Modelo Biomédico
Movimento da reforma sanitária.	Valorização do complexo industrial.
Verdade como processo.	Verdade absoluta.
Valorização da psicologia e da cultura.	Poder total do médico.
Valorização da pessoa como um todo.	Valorização do conhecimento fragmentado.
Permeabilidade e humildade.	Onipotência.
Flexibilidade.	Rigidez.
Pensamento crítico politico.	Alienação.

A partir desses modelos podemos incluir o conceito de **promoção da saúde** que, implica em ações de promoção da saúde, prevenção de doenças e fatores de risco e, depois de instalada a doença, no tratamento adequado dos doentes.

A promoção da saúde se refere a ações sobre os determinantes sociais da saúde, dirigidas a impactar favoravelmente a qualidade de vida das pessoas na sociedade. A promoção da saúde está diretamente relacionada à sociedade, uma vez que, para melhorar as condições de saúde, são necessárias mudanças profundas dos padrões econômicos no interior dessas sociedades, além de intensificação de políticas sociais, que são eminentemente políticas públicas.

A promoção da saúde está divida entre duas questões importantes: o comportamento dos indivíduos e seus estilos de vida (que se aproxima muito do modelo preventivo das doenças); e o enfoque mais amplo das políticas públicas e das condições favoráveis à saúde.

A promoção de saúde é baseada em dois pilares: um diz respeito aos comportamentos quotidianos e, o outro, às circunstâncias em que vivemos. Entende-se que ambos possuem um grande impacto na vida e na saúde, ou seja, a saúde é fortemente influenciada por esses fatores, o que oferece uma visão holística, que considera as pessoas como um todo, de uma forma abrangente, uma vez que ser saudável é muito mais do que a inexistência de doença.

Para colocar em prática a promoção de saúde são necessárias uma série de políticas no campo da saúde. Essas mudanças são imprescindíveis para que uma sociedade alcance o objetivo de ter pessoas saudáveis, que realizem o pleno potencial humano com qualidade de vida, vivendo ademais uma vida socialmente produtiva (MARINHO et al., 2005). Nossa cultura, nossa história, nossa forma de ver o mundo interferem nas relações, mas não as modificam. Quando os indivíduos estão diante da doença, buscam os recursos possíveis para manterem suas vidas, independentemente do nível intelectual e do esquema de transmissão de informações, mostrando a influência das crenças nas condições de adoecimento e cura (MARINHO et al., 2005).

Existem fatores que determinam a promoção da saúde e que vão além das características das doenças: são os chamados **determinantes sociais de saúde**.

Determinantes sociais de saúde

A maior parte da carga das doenças, assim como as iniquidades em saúde que existem em todos os países, acontece por conta das condições em que as pessoas nascem, vivem, trabalham e envelhecem. A conjunto se dá o nome de determinantes sociais de saúde.

Os determinantes sociais de saúde devem estabelecer uma hierarquia entre fatores gerais de natureza social, econômica e política e quais desses fatores incidem sobre a situação de saúde da população, uma vez que a relação de determinação não é uma relação direta de causa-efeito (BUSS; PELLEGRINI FILHO, 2007). Enquanto os fatores individuais ajudam a identificar quem está submetido a um maior risco de doença, os determinantes sociais ajudam a entender o grau de equidade e distribuição de renda das pessoas. Há abordagens que explicam essa relação no ponto de vista de que as diferenças de renda podem influenciar em escassez de recursos e ausência de investimentos na comunidade; seja em saneamento, infraestrutura ou serviços de saúde, entre outros (BUSS; PELLEGRINI FILHO, 2007). Ainda dentro dos determinantes sociais, há as relações de saúde da população e a desigualdade nas condições de vida, os vínculos, as relações de solidariedade e confiança e os mecanismos de iniquidade que afetam o país. Segundo Buss e Pellegrini Filho (2007), não são as sociedades mais ricas que possuem melhor saúde, mas as sociedades mais igualitárias.

Com isso, a Organização Mundial da Saúde (OMS) estabeleceu ações para melhorar a situação da saúde e reduzir iniquidades. Essas ações são baseadas em 3 princípios:

1. Melhorar as condições de vida cotidianas — as circunstâncias em que as pessoas nascem, crescem, vivem, trabalham e envelhecem.
2. Abordar a distribuição desigual de poder, dinheiro e recursos — os motores estruturais das condições de vida referidas — nos níveis global, nacionais e locais.
3. Quantificar o problema, avaliar a ação, alargar a base de conhecimento, desenvolver um corpo de recursos humanos formado sobre os determinantes sociais da saúde e promover a consciência pública sobre o tema.

A abordagem dos determinantes sociais reflete o fato de que as iniquidades em saúde não podem ser combatidas sem que as iniquidades sociais sejam combatidas junto. Para que a economia permaneça forte e a estabilidade social e a segurança global sejam mantidas, é essencial que ações coordenadas em prol da saúde sejam implementadas. Trabalhar sobre os determinantes sociais também ajuda a melhorar as condições de saúde como um todo (ORGANIZAÇÃO MUNDIAL DA SAÚDE, 2011).

Fique atento

Existe no Brasil a Comissão Nacional sobre Determinantes Sociais da Saúde (CNDSS), criada em 2006 com o objetivo de promover uma tomada de consciência sobre a importância dos determinantes sociais na situação de saúde e sobre a necessidade do combate às iniquidades de saúde por eles geradas.

Conceitos de saúde, sociedade e cultura

Na Idade Antiga a doença era sempre atribuída a forças externas, e sua explicação era atribuída a forças sobrenaturais e envolvia a igreja e seus sacerdotes como intermediadores da cura. No período do Renascimento surgiu a teoria social da medicina, que buscava explicações para as doenças nas condições de vida e de trabalho das pessoas. Atualmente, entende-se o processo de saúde e doença como multifatorial e de multicausalidade. Nessa nova forma de ver esse processo, as pessoas adoecem e morrem em função do jeito que vivem, e esse jeito de viver é determinado sociocultural e economicamente. Dessa forma, Saúde, sociedade e cultura estão extremamente relacionadas, e, a partir dessa relação, realizam-se ações de promoção de saúde (KNAUTH; OLIVEIRA; LEITE, 2014).

As sociedades são multiculturais compostas de diferentes grupos sociais que interagem entre si; não podemos afirmar que possuam a mesma cultura, pois podem falar a mesma língua ou usar roupas parecidas e não ter a mesma cultura. Essa diversidade de culturas presente na sociedade exige de médicos e profissionais da saúde maior cuidado e entendimento do contexto sociocultural dos indivíduos com os quais trabalham. Esse contexto cultural exerce influência decisiva nas manifestações das doenças, na busca de tratamento e na relação que as pessoas estabelecem com os serviços de saúde; é fundamental conhecer o universo sociocultural no qual se encontram inseridos os pacientes com os quais trabalhamos (KNAUTH; OLIVEIRA; LEITE, 2014) (Figura 1).

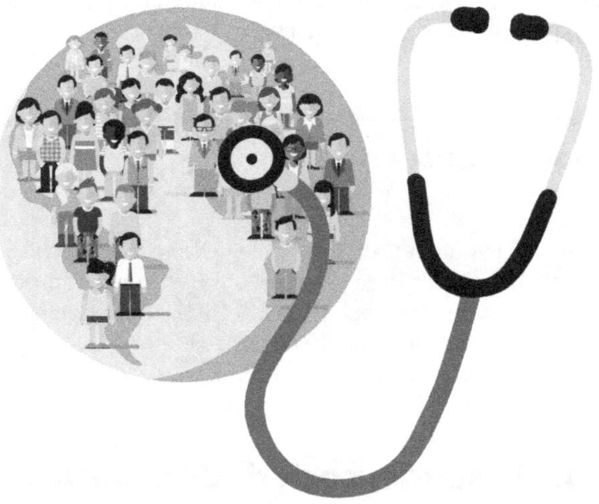

Figura 1. Fatores culturais devem ser considerados nas intervenções preventivas e terapêuticas.

Fonte: Adaptada de Evellean e Paradesign/Shutterstock.com.

Umas das áreas que trabalha com essa relação entre sociedade, cultura e saúde é a antropologia médica, que:

> [...] trata de como as pessoas, nas diferentes culturas e grupos sociais, explicam as causas das doenças, os tipos de tratamento em que acreditam e a quem recorrem se ficam doentes. Também é o estudo de como essas crenças e práticas estão relacionadas com as mudanças biológicas e psicológicas no organismo humano, tanto na saúde quanto na doença (KNAUTH; OLIVEIRA; LEITE. 2014, p. 2).

Olhando pela antropologia médica, há perspectivas diferentes em relação à saúde e à doença dependendo da cultura em que o indivíduo está inserido, e isso difere entre o médico e os pacientes. Cada pessoa experiência o adoecimento de uma forma diferente; no entanto, essas pessoas têm em comum os critérios diagnósticos das doenças. O histórico cultural e econômico de uma sociedade tem relação com a determinação social das doenças, porque sempre avaliamos dados epidemiológicos e encontramos em variáveis sociais e demográficas informações que explicam a causa das patologias. No Brasil, por exemplo, existem doenças que explicam o atraso no desenvolvimento do país: parasitoses, desnutrição, febre amarela, entre outras (UCHÔA; VIDAL, 1994).

> A antropologia considera que a saúde e o que se relaciona a ela (conhecimento do risco, ideias sobre prevenção, noções sobre causalidade, ideias sobre tratamentos apropriados) são fenômenos culturalmente construídos e culturalmente interpretados pelos indivíduos (UCHÔA; VIDAL, 1994, p. 498).

Por muito tempo, as intervenções terapêuticas não consideraram as informações culturais da sociedade para as intervenções preventivas e terapêuticas; os fatores sociais e culturais eram vistos como acessórios aos processos e apenas os dados biomédicos eram levados em consideração (UCHÔA; VIDAL, 1994). Contrariando esse ponto de vista, atualmente percebe-se a grande influência cultural na adoção de comportamentos de prevenção ou de risco e sobre a utilização dos serviços de saúde. Por exemplo, em Gana uma pesquisa feita sobre a malária mostrou que as campanhas de prevenção não davam certo porque as pessoas não conheciam o termo "malária", e que uma doença popular chamada *asra* englobava um complexo de sinais e sintomas muito semelhantes aos da malária, incluindo febre. Muitas pessoas não conectavam o nome à doença e ainda acreditavam que a *asra* era causada pelo contato prolongado com o calor excessivo. Essa concepção etiológica eliminava quase toda possibilidade de prevenção, pois o sol está sempre presente e não há como evitá-lo (AGYEPONG, 1992).

O processo social e cultural dos pacientes não é visto como um problema para a efetividade dos programas e práticas terapêuticas, e sim como o contexto onde se enraízam as concepções sobre as doenças, as explicações fornecidas e os comportamentos diante delas. Se considerarmos que a efetividade de um programa de saúde depende da extensão em que a população aceita, utiliza e participa desse programa, essa efetividade parece ser dependente do conhecimento da cultura dessa população (UCHÔA; VIDAL, 1994; OLIVEIRA et al., 2010). O trabalho com a sociedade civil organizada auxilia no planejamento das ações em saúde associadas às necessidades vivenciadas pela população e garante a sustentabilidade dos processos de intervenção nos determinantes de saúde.

No Brasil, realizam-se importantes políticas públicas de promoção da saúde: a prevenção e controle de epidemias de dengue, a prevenção de impacto da violência na saúde das crianças e adolescentes; e a política nacional de promoção da saúde, que levam em consideração dados culturais da nossa sociedade.

Políticas públicas de promoção da saúde têm por objetivo promover a qualidade de vida e reduzir vulnerabilidade e os riscos à saúde relacionados aos seus determinantes e condicionantes (modos de viver, condições de trabalho, habitação, ambiente, educação, lazer, cultura e acesso a bens e serviços essenciais) (BRASIL, 2010). Algumas ações específicas ganham destaque na promoção de saúde: alimentação saudável, prática corporal e atividade física, prevenção e controle do tabagismo, redução da morbimortalidade em decorrência do uso abusivo de álcool e outras drogas, redução da morbimortalidade por acidentes de trânsito, prevenção da violência e estímulo à cultura de paz e promoção do desenvolvimento sustentável.

Saiba mais

A Política Nacional de Saúde reforça o empenho em assegurar, sobretudo à população mais vulnerável, a educação em Saúde, a melhoria da qualidade de vida e o envelhecimento saudável.

Sistemas de saúde cultural e social

Os sistemas de saúde não podem ser estudados isolados da sociedade; ao contrário, devem ser inseridos nela. O sistema de saúde tem dois tópicos importantes, que estão relacionados:

- **cultural:** conceitual e prático;
- **social:** organizacional e normativo.

A maioria das sociedades possui um sistema hegemônico de saúde, que dita a capacidade de direção política e cultural para a obtenção do consenso ativo de saúde. Esse sistema possui as seguintes características:

1. Individualismo.
2. Saúde/doença como mercadoria.
3. Ênfase no biologismo.
4. A historicidade da prática médica.
5. Medicalização dos problemas.
6. Privilégio da medicina curativa.
7. Estímulo ao consumismo médico.
8. Participação passiva e subordinada dos consumidores.

Dentro do sistema cultural de saúde existem formas diferentes de cuidado: a popular, a informal e a profissional:

- Informal: inclui a automedicação e consulta com leigos que tiveram o mesmo problema. Crenças sobre saúde e doença são incluídas aqui.
- Popular: envolve curas milenares ou sagradas, grande variabilidade de cenários e abordagens, inclui os curandeiros, a abordagem holística, as facetas espirituais e a medicina alternativa: as medicinas originais não ocidentais (alternativas e complementares) incluem homeopatia, acupuntura, quiropraxia, etc.
- Formal: medicina tradicional.

A OMS encoraja a harmonização, e há experiências positivas no sistema de saúde do Brasil, como a das parteiras, a do planejamento familiar, a das rezadeiras e a da reidratação oral, entre outras. E as desigualdades sociais costumam ficar expostas no sistema médico, dentro do cuidado formal. Atualmente, apesar das práticas populares de cura não serem aceitas pela biomedicina, há menos crítica do que no passado, quando agentes populares de cura eram proibidos de exercer suas terapêuticas (SANTOS et al., 2012). Podemos então dizer que as práticas populares fazem parte dos sistemas de saúde alternativos que existem nos países.

> O fenômeno saúde-doença não pode ser entendido à luz unicamente de instrumentos anatomofisiológicos da medicina, mas deve considerar a visão de mundo dos diferentes segmentos da sociedade, bem como suas crenças e cultura. Significa dizer que nenhum ser humano deve ser observado apenas pelo lado biológico, mas percebido em seu contexto sociocultural (MINAYO, 1991 apud SANTOS et al., 2012, p. 13).

Dentro dos sistemas culturais e sociais, é importante compreender que, em relação à saúde, o mais importante é garantir a equidade. A equidade relaciona-se à justiça na distribuição de bens sociais e materiais em uma sociedade. Políticas de redução dessas desigualdades devem minimizar as diferenças; na saúde, as políticas devem basear-se na igualdade de oportunidades, na igualdade do acesso e do tratamento. Essa equidade possui duas abordagens da operacionalização: a horizontal, situação em que indivíduos com o mesmo problema de saúde possuem a mesma oportunidade de serviços de saúde e recebem cuidados adequados; e a vertical, que é focada nas necessidades diferentes que devem receber cuidados específicos. No Brasil, por exemplo, os programas de ISTs e AIDS levam em consideração a cultura e os hábitos em sociedade do paciente e mantêm a equidade no tratamento para todos. As iniquidades em saúde funcionam como um indicador claro do sucesso e do nível de coerência interna do conjunto de políticas de uma sociedade para uma série de setores. Sistemas de saúde que reduzem as iniquidades em saúde oferecem um melhor desempenho e, assim, melhoram as condições de saúde para todos os estratos sociais (CARVALHO, 2013) (Figura 2).

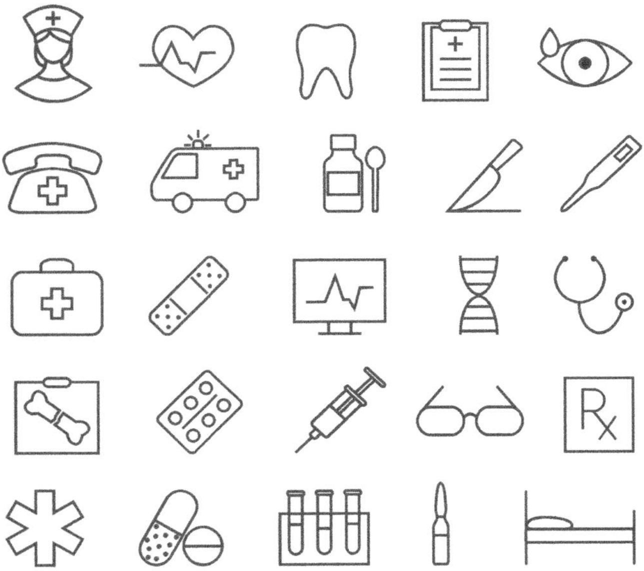

Figura 2. Oportunidades iguais de acesso ao sistema de saúde.
Fonte: alazur/Shutterstock.com

No Brasil, os estudos e pesquisas sobre saúde, cultura e sociedade têm se multiplicado, e na última década, a antropologia da saúde-doença vem se consolidando como espaço de reflexão e formação acadêmica (Figura 3). Os profissionais de saúde começam a desenvolver concepções menos preconceituosas em relação às práticas de cura popular, dirigindo cuidados mais responsáveis às pessoas e suas famílias, levando em consideração que a atenção à saúde é um sistema social e cultural, incluindo crenças e hábitos (SANTOS et al., 2012).

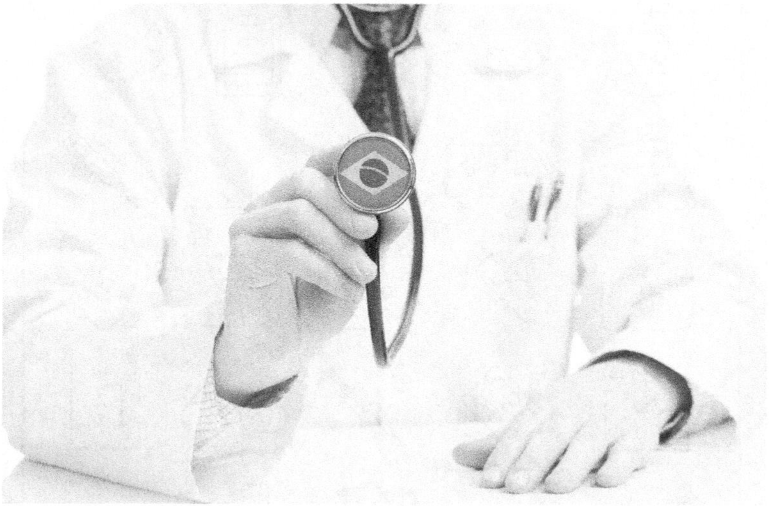

Figura 3. Atenção à saúde como um sistema social e cultural.
Fonte: Niyazz/Shutterstock.com

Estudar sobre o conceito de doença possibilitou:

a) Ampliação da nossa compreensão sobre esse tema; seu significado e sua importância para a vida das pessoas.
b) Maior compreensão sobre a violência que representa a destruição dessas crenças no que diz respeito a viver com dignidade e cidadania.
c) Entender a origem de uma crença e os interesses sobre ela, principalmente quando possibilita o beneficiamento e o reforço de poder e autoridade.
d) Entender o que significa a fabricação de uma crença, pretendendo uma modelação de comportamentos.
e) A compreensão sobre como opera o poder, exercido pela Igreja e pelas instituições, de construir e ou destruir o sistema de crenças de um povo, conforme a situação.

Destaca-se o poder exercido pelo marketing e pelos meios de comunicação ao abordarem maneiras e objetos de crenças a serem culturalmente absorvidos (SANTANA et al., 2000).

A saúde se enquadra perfeitamente no sistema social, pois surge por autocatálise dos problemas de dupla contingência (VIAL, 2014). Em todas as sociedades, o sistema de saúde diferencia-se dos demais sistemas sociais por meio de constante atrito. O sistema de saúde tem uma estrutura própria e opera com um código binário, no qual o valor maior é a doença, e não a saúde (VIAL, 2014).

Link

Acesse o link abaixo para saber ler a Portaria Nº 2.446, de 11 de novembro de 2014, que redefine a Política Nacional de Promoção da Saúde (PNPS):

https://goo.gl/LuSft9

Exemplo

Muitas vezes, as pessoas buscam tratamentos tradicionais (como chás, ervas e cura espiritual) tão amplamente utilizados na comunidade, mesmo quando podem pagar por um tratamento médico.

Exercícios

1. As condições econômicas e sociais influenciam decisivamente as condições de saúde de pessoas e populações. A maior parte da carga das doenças e das iniquidades em saúde que existem em todos os países acontecem por conta das condições em que as pessoas nascem, vivem, trabalham e envelhecem. Esse conjunto é denominado Determinantes Sociais da Saúde. Para melhorar a situação da saúde e reduzir iniquidades, foram propostas ações pela OMS que possuem determinados princípios. Assinale a alternativa CORRETA sobre eles:

a) 1 - Disponibilidade de habitação de custo suportável; 2 - Investimento na requalificação de bairros degradados, incluindo como prioridade o abastecimento de água e as condições de saneamento, eletricidade e pavimentação; 3 - Comunicação para todos os lares, independentemente da sua capacidade financeira.

b) 1 - Melhorar as condições de vida cotidianas, ou seja, as circunstâncias em que as pessoas nascem, crescem, vivem, trabalham e envelhecem; 2 - Abordar a distribuição desigual de poder, dinheiro e recursos, ou seja, os motores estruturais das condições de vida referidas, nos níveis global, nacionais e locais; 3 - Quantificar o problema, avaliar a ação, alargar a base de conhecimento, desenvolver um corpo de recursos humanos formado sobre os determinantes sociais da saúe e promover a consciência pública sobre o tema.

c) 1 - Inclusão; 2 - Atuação; 3 - Controle.

d) 1 - Erradicar a extrema pobreza; 2 - Acelerar a redução da desigualdade na distribuição de renda; 3 - Garantir a segurança alimentar e o acesso à água a todos os brasileiros.

e) 1 - Igualdade de gênero; 2 - Inclusão social; 3 - Desenvolvimento humano para todos.

2. Existem duas maneiras de conceber o processo saúde-doença, uma definida por determinação biomédica e outra como modo de determinação social. Esses dois modelos são conceituais em saúde. Marque a resposta CORRETA sobre o modelo de determinação social:

a) Valoriza a psicologia e o cultural, a atuação interdisciplinar e multiprofissional, a pessoa como um todo, a permeabilidade e a humildade, a flexibilidade e o pensamento crítico político.

b) Valoriza o complexo industrial, a célula e a química, o poder total do médico e sua onipotência, o conhecimento fragmentado e a rigidez.

c) Tem o marco teórico no modelo capitalista norte-americano, foi chamado modelo flexneriano por causa do educador Flexner, que provocou uma reforma na educação médica nos EUA.

d) Focaliza no indivíduo, negando os grupos sociais e a comunidade.

e) Dá ênfase à cura das doenças em detrimento da promoção de saúde e da prevenção das doenças.

3. Sobre a promoção de saúde, assinale o que é CORRETO:

a) Não afeta a população em seu conjunto no contexto da vida diária, mas prioriza pessoas com determinadas enfermidades.

b) Dedica-se, entre outras atividades, a informar as pessoas sobre, por exemplo, a importância de uma alimentação correta, da higiene pessoal, da prática de exercício físico e da prevenção de comportamentos de risco.

c) É baseada em dois pilares, sendo que um diz respeito aos comportamentos quotidianos e o outro, às circunstâncias em que vivemos. Ambos possuem grande impacto na vida e na saúde, ou seja, a saúde é fortemente influenciada por esses dois fatores. Oferece uma visão holística, ou seja, olha para as pessoas como um todo, de uma forma abrangente, uma vez que ser saudável é muito mais do que a inexistência de doenças.

d) Não está relacionada aos profissionais da atenção primária, deve ser especificamente utilizada para níveis de maior complexidade na saúde.

e) Possui restrições de participação da comunidade e não reorienta a dinâmica de funcionamento dos serviços de saúde.

4. Em relação às políticas públicas de promoção da saúde no Brasil, é CORRETO afirmar:

a) Não apresentam relação com a reforma sanitária ocorrida a partir de 1970.

b) São dirigidas a doenças e grupos de risco.

c) São ações violentas, que submetem a todos e os obrigam a assumir certos comportamentos.

d) Supõe medidas que são implementadas unicamente após o agravo das doenças.

e) Entre as principais estão: Prevenção e Controle de Epidemias de Dengue, Prevenção de Impacto da Violência na Saúde das Crianças e Adolescentes e Política Nacional de Promoção da Saúde.

5. A equidade relaciona-se à justiça na distribuição de bens sociais e materiais em uma sociedade. Políticas de redução dessas desigualdades devem minimizar as diferenças, na saúde; as políticas devem basear-se na igualdade de oportunidade e na igualdade ao acesso ao tratamento. Com relação à equidade o que, de fato, é CORRETO?

a) Refere-se ao resultado correto de uma intervenção sob condições ideais.

b) Implica numa análise entre custos e consequências.

c) Representa características mais estáveis dos serviços, incluindo recursos humanos, financeiros e físicos.

d) Existe a horizontal, situação em que indivíduos com mesmo problema de saúde possuem a mesma oportunidade de serviços de saúde e recebem cuidados adequados, e a vertical, focada nas necessidades diferentes que devem receber cuidados específicos.

e) Sua ocorrência deve desencadear uma investigação no sentido de detectar causas e medidas para corrigi-las.

Referências

AGYEPONG, I. A. Malaria: ethnomedical perceptions and practice in an Adangbe farming community and implications for control. Social Sciences and Medicine, v. 35, n. 2, p. 131-137, jul. 1992.

BRASIL. Ministério da Saúde. *Política Nacional de Promoção da Saúde*. 3. ed. Brasília, DF: Ministério da Saúde, 2010. (Série B. Textos Básicos de Saúde ; Série Pactos pela saúde 2006, v. 7). Disponível em: <http://bvsms.saude.gov.br/bvs/publicacoes/politica_nacional_promocao_saude_3ed.pdf>. Acesso em: 18 mar. 2018.

BUSS, P. M.; PELLEGRINI FILHO, A. A saúde e seus determinantes sociais. *PHYSIS*: Revista de Saúde Coletiva, v. 17, n. 1, p. 77-93, 2007. Disponível em: <http://www.uff.br/coletiva1/DETERMINANTES_SOCAIS_E_SAUDE.pdf>. Acesso em: 18 mar. 2018.

CAMPOS, G. W. de S. Sete considerações sobre saúde e cultura. In: CONGRESSO PAULISTA DE SAÚDE PÚBLICA, 7., 2001, São Paulo. [*Anais eletrônicos*...]. Disponível em: <http://www.scielo.br/pdf/sausoc/v11n1/11>. Acesso em: 18 mar. 2018.

CARVALHO, A. I. Determinantes sociais, econômicos e ambientais da saúde. In: FUNDAÇÃO OSWALDO CRUZ. *A saúde no Brasil em 2030*: prospecção estratégica do sistema de saúde brasileiro: população e perfil sanitário. Rio de Janeiro: Fiocruz, 2013. v. 2. p. 19-38. Disponível em: <http://books.scielo.org/id/8pmmy/pdf/noronha-9788581100166-03.pdf>. Acesso em: 18 mar. 2018.

KNAUTH, D. R.; OLIVEIRA, F. A.; LEITE, R. C. C. Antropologia e atenção primaria à saúde. In: DUNCAN, B. B. et al. *Medicina ambulatorial*: condutas de atenção primária baseadas em evidências. Porto Alegre: Artmed, 2014. p. 66-68.

MARINHO, R. F. et al. Crenças relacionadas ao processo de adoecimento e cura em pacientes renais crónicos. *Psicologia Hospitalar (São Paulo)*, v. 3, n. 2, p. 1-19, ago. 2005. Disponível em: <http://pepsic.bvsalud.org/pdf/ph/v3n2/v3n2a05.pdf>. Acesso em: 18 mar. 2018.

ORGANIZAÇÃO MUNDIAL DA SAÚDE. *Diminuindo diferenças*: a prática das políticas sobre determinantes sociais da saúde: documento de discussão. Rio de Janeiro: OMS, 2011. Disponível em: <http://www.who.int/sdhconference/discussion_paper/Discussion_Paper_PT.pdf>. Acesso em: 18 mar. 2018.

SANTOS, A. C. B. dos et al. Antropologia da saúde e da doença: contribuições para a construção de novas práticas em saúde. *Revista NUFEN*, v. 4, n. 2, p. 11-21, jul./dez., 2012. Disponível em: <http://pepsic.bvsalud.org/scielo.php?script=sci_arttext&pid=S2175-25912012000200003>. Acesso em: 18 mar. 2018.

UCHÔA, E.; VIDAL, J. M. Antropologia médica: elementos conceituais e metodológicos para uma abordagem da saúde e da doença. *Cadernos de Saúde Pública*, v. 10, n. 4, p. 497-504, 1994. Disponível em: <http://www.scielo.br/pdf/csp/v10n4/v10n4a10.pdf>. Acesso em: 18 mar. 2018.

Leituras recomendadas

SLACK, N.; CHAMBERS, S.; JOHNSTON, R.; BETTS, A. *Gerenciamento de operações e de processos*: princípios e práticas de impacto estratégico. 2. ed. Porto Alegre: Bookman, 2013.

SOUZA, T. de J. F. et al. *Proposta de melhoria do processo de uma fábrica de polpas por meio da metodologia de análise e solução de problemas*. In: ENCONTRO NACIONAL DE ENGENHARIA DE PRODUÇÃO, 35, 2015, Fortaleza. Anais... Fortaleza: 2015. Disponível em: <http://www.abepro.org.br/biblioteca/TN_STP_207_228_27341.pdf>. Acesso em: 04 nov. 2016.

Conceito de saúde

Objetivos de aprendizagem

Ao final deste texto, você deve apresentar os seguintes aprendizados:

- Conceituar a palavra "saúde".
- Identificar os determinantes sociais em saúde.
- Reconhecer os indicadores de saúde utilizados para a gestão de serviços de saúde.

Introdução

Neste capítulo, abordaremos o tema saúde. Tema de entendimento fácil, não? Então, responda: o que é saúde para você? Somente a ausência de doença ou estar se sentindo bem, completo, feliz e realizado? Talvez algo ainda mais amplo e objetivo que isso?

Veremos que o conceito de saúde, seus determinantes e indicadores são mais complexos e fascinantes do que podemos imaginar, além de serem temas extremamente importantes para nós, profissionais da saúde – no sentido mais completo que a palavra possa permitir.

O que é saúde?

A visão e o conceito de saúde, assim como a própria medicina, vem se modificando ao longo dos anos e, com certeza, ainda não chegou e talvez nunca chegará ao seu conceito final. A partir de agora, veremos o desenvolvimento desse conceito no decorrer da história da humanidade.

O conceito de saúde entendido como ausência de doença é amplamente utilizado e difundido não só pela população, mas também pelos profissionais da saúde, que assim, direcionam a maioria das pesquisas e desenvolvimento de tecnologias em saúde. Essa visão tem como base histórica o próprio desenvolvimento da epidemiologia.

Como já vimos, até o século XIX, não se conheciam as causas das doenças, sendo muitas vezes essas creditadas a maus odores, castigos dos deuses, magias e outras suposições. A responsabilidade da cura das doenças era, portanto, de religiosos, curandeiros, xamãs, feiticeiros, entre outros.

A partir do descobrimento de bactérias e outros seres microscópios, veio o advento da clínica moderna. O poder religioso deu lugar aos médicos na organização de sistemas de saúde. O hospital passou de um lugar de exclusão de doentes e miseráveis para um local de cura, onde os pacientes eram separados e classificados de acordo com seus sintomas, realizando-se registro sistemático e permanente de suas informações. Assim, o hospital também passa a ser um espaço de produção de conhecimento e de ensino. A medicina passa a buscar uma linguagem objetiva, capaz de descrever todos os achados da maneira menos abstrata possível. O sintoma passa a representar a linguagem primitiva do corpo. Aliados a isso, os estudos anatômicos, com dissecações de cadáveres, passam a buscar a doença dentro do corpo. Os instrumentos e técnicas passam a ser rotina na vida do doente, por meio da realização de exames laboratoriais. A doença então passa a ser abordada como tendo um agente etiológico (causador), uma patogenia (progressão), um diagnóstico e um tratamento.

É nesse contexto que a saúde passa a ser entendida como seu oposto lógico: a inexistência de doença, ou seja, a própria fisiologia do corpo. Essa profunda transformação na forma de conceber a doença irá assentar as bases da teoria do modelo biomédico, difundida até os dias de hoje na maioria da população.

Embora esse conceito possa ser compreendido por todos, ele tem tom negativo a respeito de saúde, já que o define como ausência de doença. Mas, será que saúde não seria mais que isso?

Com o pós-guerra e a herança de milhares de soldados com doenças não só físicas, mas mentais e sociais, a Liga das Nações criou a Organização das Nações Unidas (ONU) e a Organização Mundial da Saúde (OMS), sendo a última responsável, entre outras coisas, por dar novo conceito ao termo saúde.

O conceito da OMS, divulgado na carta de princípios de 7 de abril de 1948 (desde então o Dia Mundial da Saúde), implicando o reconhecimento do direito à saúde e da obrigação do Estado na promoção e proteção da saúde, diz que: "saúde é o estado do mais completo bem-estar físico, mental e social e não apenas a ausência de enfermidade". Assim, saúde deveria expressar o direito a uma vida plena, sem privações.

Nesse conceito, a saúde não está somente ligada à doença física do indivíduo, mas também relacionada à parte mental e social. Essas fazem referência ao bem-estar emocional e psicológico, no qual um ser humano pode utilizar suas capacidades cognitivas e emocionais para resolver as questões cotidianas da vida, interagindo favoravelmente com o meio ambiente e a sociedade em que vive.

Entretanto, esse conceito dado pela OMS não agradou a muitos pesquisadores da área de saúde pública, sendo considerado impraticável, utópico e subjetivo. Na visão deles, não há como mensurar bem-estar de um indivíduo ou, ainda, poderia ser encarado como uma "perfeição" de vida, o que não caracterizaria a vida de nenhum indivíduo, já que fracassos, erros e mal-estar são parte de nossa história e, desde o momento em que nosso mundo é um mundo de acidentes possíveis, a saúde não poderia ser pensada como carência de erros e sim como a capacidade de enfrentá-los. Segre e Ferraz (1997, p. 542) fazem até mesmo a seguinte sugestão quanto ao conceito de saúde: "[...] saúde é um estado de razoável harmonia entre o sujeito e a sua própria realidade".

Ainda, na busca pela melhor definição de saúde, a Organização das Nações Unidas, no ano 2000, reforça o conceito de saúde dado pela OMS, apontando quatro condições mínimas para que um Estado assegure o direito à saúde ao seu povo: disponibilidade financeira, acessibilidade, aceitabilidade e qualidade do serviço de saúde pública do país.

No Brasil, durante a histórica VIII Conferência Nacional de Saúde (VIII CNS), realizada em Brasília, no ano de 1986, o conceito de saúde também foi formulado, sendo reportado como "conceito ampliado" de saúde, fruto de intensa mobilização, que se estabeleceu em diversos países da América Latina durante as décadas de 1970 e 1980, como resposta aos regimes autoritários e à crise dos sistemas públicos de saúde. Observando em sentido amplo, a saúde depende de diversas condições, como alimentação, habitação, meio ambiente, educação, renda, emprego, lazer e acesso a serviços de saúde. Esse conceito resgata a força dos determinantes socioeconômicos na produção da saúde e da doença na população. Entretanto, sem desmerecer sua importância histórica, alguns críticos fazem ressalvas a este conceito por considerar somente o lado socioeconômico da saúde, sem mencionar a necessidade do conhecimento anatomopatológico, o que poderia acabar por resultar em inibição de ações efetivas por parte de profissionais da saúde, centradas no indivíduo, na doença no hospital e no médico.

Como podemos visualizar, um conceito final e aceito por todos ainda não foi escrito e provavelmente não o será, visto que a saúde abrange situações objetivas e subjetivas, sendo essas difíceis de serem mensuráveis, em que, muitas vezes, os sinais e sintomas são subdiagnosticados pelos conhecimentos e tecnologias até então disponíveis. Além disso, o conceito de saúde dependerá de concepções científicas, religiosas, filosóficas, ou seja, saúde não representa a mesma realidade para todas as pessoas. Dessa forma, embora o conceito de saúde da OMS não seja o ideal, ainda hoje é o mais utilizado para se defini-la. Ver Figura 1.

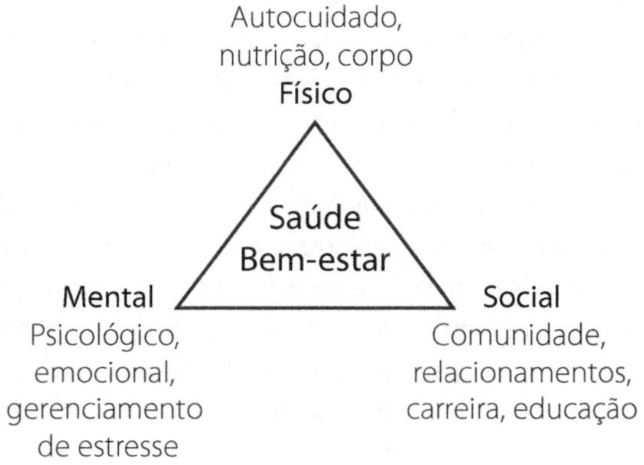

Figura 1. Conceito de saúde desenvolvido pela Organização Mundial da Saúde, em 1948.

Saiba mais

Um passo importante foi dado na área da saúde ao se promulgar a Constituição de 1988, que prevê a implantação do Sistema Único de Saúde (SUS), com os princípios de universalidade, integralidade e equidade, ou seja, acesso a todos os indivíduos, na cobertura total das ações de saúde e de acordo com suas necessidades.

Determinantes sociais de saúde

A saúde é silenciosa. Na maioria das vezes, somente a notamos quando adoecemos. Ouvir o próprio corpo é uma boa estratégia para assegurar a saúde com qualidade, pois não existe um limite preciso entre a saúde e a doença, mas talvez uma relação de reciprocidade entre elas, determinada por certos fatores que nos permitem viver, como alimento, água, moradia, trabalho, relacionamentos, clima, saneamento básico, avanços tecnológicos, entre outros. Essa relação de reciprocidade é marcada pela forma de vida de cada indivíduo com relação a esses fatores. Alguns fatores estão em excesso para uns e em falta para outros, o que determina, na maioria das vezes, o processo saúde-doença, que ocorre de maneira desigual entre os indivíduos, suas comunidades e a população.

Nesse sentido, com a criação no Brasil da Comissão Nacional sobre os Determinantes Sociais da Saúde (CNDSS), em 2006, os Determinantes Sociais da Saúde foram definidos como "os fatores sociais, econômicos, culturais, étnicos/raciais, psicológicos e comportamentais que influenciam a ocorrência de problemas de saúde e seus fatores de risco na população".

Para entendermos melhor, sabemos que alguns indivíduos da população são mais saudáveis que outros. Mas qual a explicação para isso? A resposta está nos determinantes sociais de saúde. Eles incluem as condições mais gerais (socioeconômicas, culturais e ambientais) de uma sociedade, e se relacionam com as condições de vida e trabalho de seus indivíduos, como habitação, saneamento, ambiente de trabalho, serviços de saúde e educação, incluindo também as redes sociais e comunitárias.

Assim, se deixarmos de lado as desigualdades de adoecimento de acordo com a faixa etária e as diferenças ocasionadas pelas doenças específicas de cada sexo e fizermos um cruzamento de informações de saúde com relação aos determinantes sociais, ficarão evidentes as desigualdades decorrentes das condições sociais em que as pessoas vivem e trabalham. Ao contrário de herança genética, sexo e idade, tais desigualdades são injustas e inaceitáveis, e por isso são chamadas de iniquidades. Exemplos disso são a maior probabilidade de uma criança morrer no Nordeste se comparada a região Sul, ou menos em uma mesma região se compararmos uma zona nobre com uma zona periférica. Conseguem visualizar que, nesse sentido não estamos falando de saúde pelas características do indivíduo, mas sim por aquilo que a determina? Nesses contextos, estamos falando de diferenças em termos de moradia, de estudo, de saneamento básico, de acesso à saúde, etc., que vão influenciar diretamente na saúde da população.

Agora, outro exemplo: sabe-se que a cólera é causada pelo *Vibrio cholerae*, mas o que determina o desenvolvimento da doença são os determinantes sociais que permitem a exposição a tal agente infecioso, como acesso a água contaminada e falta de saneamento básico. Isso explica porque determinados grupos de indivíduos estão mais susceptíveis que outros a desenvolver cólera. Assim, as relações entre os determinantes sociais e aquilo que determinam são mais complexas que relações de causa e efeito.

O modelo de Dahlgren e Whitehead nos auxilia a entendermos melhor os determinantes sociais de saúde. Como podemos visualizar na Figura 2, esse modelo está disposto em várias camadas, que correspondem aos diferentes níveis de influência dos determinantes. A primeira camada apresenta as características individuais, como sexo, idade, genética, que exercem influência sobre nossas condições de saúde, individualmente. Na camada acima está o estilo de vida dos indivíduos. Obviamente, ele determina o estado de saúde das pessoas por ser uma "escolha própria", mas ele é, na maioria das vezes, determinado por fatores como informação, possibilidade de acesso à alimentação saudável e serviços de saúde adequados, propagandas, espaços de lazer, etc. A próxima camada destaca a influência das redes comunitárias e de apoio, ou seja, relações de solidariedade e confiança entre pessoas e grupos, unidos para serem os atores sociais e participantes ativos nas decisões da vida social. Vemos que a saúde do indivíduo passa a fazer parte da comunidade. No nível seguinte, estão representados os fatores relacionados a condições de vida e de trabalho, como disponibilidade de alimentos e acesso a serviços essenciais, como saúde e educação, o que mostra que as pessoas que vivem em desvantagem social correm risco diferenciado, criado por condições habitacionais mais humildes, exposição a condições mais perigosas ou estressantes de trabalho e maior dificuldade de acesso aos serviços. Finalmente, no último nível estão situadas as condições socioeconômicas, culturais e ambientais gerais, consideradas macrodeterminantes, já que dependem de políticas macroeconômicas e de mercado de trabalho, de proteção ambiental e de promoção de uma cultura de paz e solidariedade que visem a promover desenvolvimento sustentável, reduzindo desigualdades sociais e econômicas, violências, degradação ambiental e seus efeitos sobre a sociedade, ficando a carga de governantes e políticos, na maioria das vezes.

Como pudemos visualizar, a saúde vai muito além de acesso à prevenção, diagnóstico e tratamento de doenças. A análise dos determinantes sociais de saúde nos permite intervenções no sentido de ampliar políticas públicas que possam reduzir as iniquidades e avançar para políticas de saúde com mais equidade. Nessa conclusão, a partir dos anos 1990, diversos países reformularam seus objetivos relacionados à melhora da saúde. As metas de redução das taxas de morbidade e mortalidade passam a ser acompanhadas pela busca de criação de condições sociais que assegurem boa saúde para toda a população.

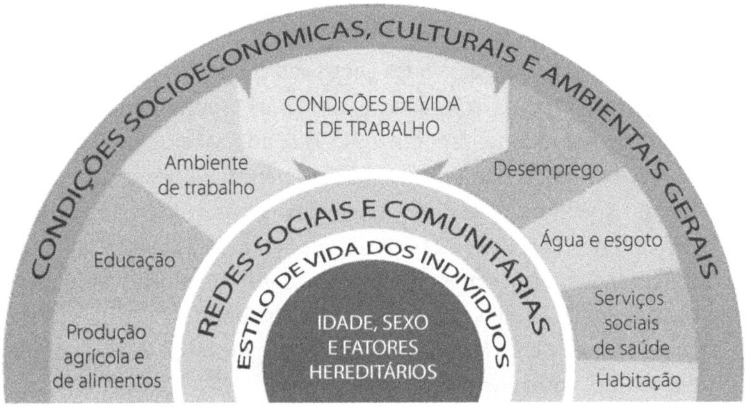

Figura 2. Determinantes sociais: modelo de Dahlgren e Whitehead.
Fonte: Mendes (2014).

Como podemos avaliar a saúde de uma população?

A avaliação permanente das condições sanitárias da população é condição essencial para que haja um contínuo melhoramento na qualidade de vida das pessoas, baseado em planejamento social. Mas, como podemos fazer essa avaliação? Para isso, precisamos buscar informações confiáveis, obtidos por meio do registro sistemático de dados como mortalidade, sobrevivência, morbidade, incapacidade, condições de vida e fatores ambientais, acesso a serviços, qualidade da atenção, entre muitos outros. Portanto, os indicadores de saúde foram criados para facilitar a quantificação e a avaliação das informações produzidas em saúde.

De modo geral, os indicadores contêm informações relevantes sobre a situação de saúde da população, bem como sobre o desempenho do sistema de saúde. Dessa forma, são ferramentas valiosas para a gestão e avaliação da situação de saúde e suas tendências. Por meio deles, podemos identificar as pessoas com maiores necessidades, estratificar o risco epidemiológico e identificar áreas críticas.

São classificados em seis subconjuntos temáticos:

1. Demográficos: abrangem dados gerais sobre a população, como números da população total, razão de sexos, taxa de fecundidade, mortalidade por idade, natalidade, esperança de vida ao nascer, entre outros.
2. Socioeconômicos: demonstram as características básicas de desenvolvimento social da população, tais como escolaridade, analfabetismo, produto interno bruto (PIB) *per capita*, taxa de desemprego, etc.
3. Mortalidade: permitem a tabulação de dados de mortalidade específicos. Alguns exemplos são: taxa de mortalidade infantil, mortalidade materna, taxa de mortalidade específica por neoplasias ou acidentes de trabalho, entre outros.
4. Morbidade e fatores de risco: identificam as taxas de incidência e prevalência de diversos estados de saúde, como excesso de peso, tabagismo, assim como de determinadas doenças, como hanseníase, diabetes, etc.
5. Recursos: permitem visualizar os recursos disponíveis em saúde, tanto materiais como humanos. Para exemplos temos o número de profissionais da saúde e de leitos hospitalares por habitante, gastos públicos com determinantes sociais, número de concluintes da graduação na área da saúde, etc.
6. Cobertura: são utilizados para identificar a situação de cobertura, tanto de determinantes sociais de saúde como também de serviços de saúde. Por exemplo, cobertura vacinal, de coleta de lixo e esgotamento sanitário, número de consultas médicas, número de exames diagnósticos realizados, cobertura de planos de saúde, etc.

Por fim, depois de todo conhecimento adquirido, gostaria que você, futuro profissional da saúde, tivesse em mente que saúde, seus determinantes sociais e indicadores formam um ciclo, em que um fator é dependente do outro. Os indicadores mostram a realidade de saúde e auxiliam no planejamento de estratégias para melhorar seus determinantes sociais que, consequentemente, impactam diretamente sobre a saúde da população, gerando novos indicadores e novas ações sobre os determinantes sociais, dando continuidade ao ciclo da saúde.

Exemplo

Dica de documentário: *Ilha das Flores*

Sinopse: este filme retrata a sociedade atual, tendo como enfoque seus problemas de ordem sociais, econômicas e culturais, na medida em que contrasta a força do apelo consumista, os desvios culturais retratados no desperdício, e o preço da liberdade do homem, enquanto um ser individual e responsável pela própria sobrevivência. Através da demonstração do consumo e desperdício diários de materiais (lixo), o autor aborda toda a questão da evolução social de indivíduo, em todos os sentidos. Torna evidente ainda todos os excessos decorrentes do poder exercido pelo dinheiro, numa sociedade onde a relação opressão e oprimido é alimentada pela falsa ideia de liberdade de uns, em contraposição à sobrevivência monitorada de outros.

Ficha técnica:
Direção: Jorge Furtado.
Roteiro: Jorge Furtado.
Produtor: Mônica Schmiedt, Giba Assis Brasil e Nôra Gulart.
Ano: 1989.
Gênero: Documentário, curta-metragem.

Exercícios

1. Considerando o debate dos determinantes sociais da saúde, assinale a alternativa correta:

a) os determinantes sociais mais importantes são aqueles que dizem respeito somente ao indivíduo, sem considerar os problemas da comunidade.

b) o estudo dos determinantes sociais de saúde visa a melhorar as condições de saúde da população.

c) o estudo dos determinantes sociais de saúde visa a aumentar as iniquidades.

d) atualmente, os governantes não fazem uso dos determinantes sociais para planejamento de ações em saúde.

e) o apoio à abordagem dos determinantes sociais significa compreender o valor que a saúde tem para a sociedade e admitir que ela independe de ações que, muitas vezes, não têm relação com o setor saúde.

2. Assinale a alternativa correta em relação ao conceito, às determinantes e aos indicadores de saúde:

a) a saúde, segundo a VIII Conferência Nacional de Saúde, é "o estado do mais completo bem–estar físico, mental e social, e não apenas a ausência de enfermidade".

b) o conceito de saúde como ausência de doença é até hoje bem aceito pela população e pelos profissionais da área da saúde.
c) a saúde entendida como ausência de doença tem íntima relação com o desenvolvimento da medicina, já que tem suas bases no descobrimento da microbiologia e no entendimento de que a doença tem causa, progressão, diagnóstico e tratamento.
d) os determinantes sociais de saúde podem ser definidos como as informações relevantes sobre a situação de saúde da população, bem como sobre o desempenho do sistema de saúde.
e) os indicadores de saúde podem ser definidos como os fatores sociais, econômicos, culturais, étnico-raciais, psicológicos e comportamentais que influenciam a ocorrência de problemas de saúde e seus fatores de risco na população.

3. Em 1948, a Organização Mundial da Saúde (OMS) definiu a saúde como o completo bem-estar físico, mental e social, e não simplesmente como a ausência de doença. Acerca desse critério, assinale a alternativa correta:
a) o completo bem-estar, conforme definição da OMS, é o que profissionais de psicopatologia têm buscado incessantemente, já que só assim os indivíduos serão considerados normais.
b) uma das críticas ao conceito de saúde da OMS é que a definição é ampla demais, mas, ainda assim, hoje muitos indivíduos alcançam esse estado de bem-estar.
c) o conceito de saúde da OMS é questionável, mas a objetividade dele em relação ao completo bem-estar facilita a compreensão dos critérios de normalidade.
d) o conceito de bem-estar da OMS é considerado utópico, impreciso e difícil de definir.
e) o conceito de bem-estar da OMS é totalmente aceito na atualidade.

4. A respeito dos determinantes de saúde, assinale a alternativa correta:
a) as iniquidades são desigualdades injustas e inaceitáveis, que determinam o estado de saúde da população.
b) a doença de Chagas é causada pelo Trypanosoma cruzi, popularmente chamado de barbeiro. Esse parasita é um determinante social da doença.
c) o estilo de vida de um indivíduo está no nível mais elevado do diagrama de Dahlgren e Whitehead.
d) no último nível do diagrama de Dahlgren e Whitehead, as condições socioeconômicas, culturais e ambientais gerais, consideradas macrodeterminantes, estão situadas, sendo totalmente dependentes do trabalho de profissionais da saúde.
e) o Brasil não conta com uma comissão específica para o estudo de determinantes sociais de saúde.

5. A respeito dos indicadores de saúde, assinale a alternativa correta:
a) por meio dos indicadores de saúde, a identificação

das pessoas com maiores necessidades não é possível, mas estratificar o risco epidemiológico e identificar áreas críticas, sim.

b) os indicadores de saúde podem ser classificados em demográficos, socioeconômicos, de mortalidade, de recursos e de cobertura.

c) a saúde, os seus determinantes e os indicadores não são dependentes.

d) a avaliação do nível de saúde de uma população não é tarefa simples. Tradicionalmente, utilizam-se vários indicadores, pois nenhum isoladamente preenche todos os critérios desejáveis.

e) e) os indicadores demográficos abrangem dados gerais sobre a população, como escolaridade, analfabetismo, produto interno bruto (PIB) per capita, taxa de desemprego, etc.

Referências

MENDES, V. Falta de cuidado com a saúde mental leva médicos à depressão, dependência química e ao suicídio. *Saúde Plena*, 2014. Disponível em: < http://sites.correioweb.com.br/app/50,114/2014/03/27/noticia_saudeplena,148058/falta-de--cuidado-com-a-saude-mental-leva-medicos-a-depressao-dependen.shtml>. Acesso em: 11 out. 2017.

SEGRE, M.; FERRAZ, F. C. O conceito de saúde. *Revista de Saúde Pública*, São Paulo, v. 31, n. 5, p. 538-542, out. 1997.

Leituras recomendadas

BUCK, C. et al. *El desafío de la epidemiologia.* Washington, DC: Organización Panamericana de la Salud, 1988.

BUSS, P. M.; PELLEGRINI FILHO, A. A saúde e seus determinantes sociais. *PHYSIS: Revista de Saúde Coletiva*, Rio de Janeiro, v. 17, n. 1, p. 77-93, 2007.

FUNDAÇÃO OSWALDO CRUZ. *O território e o processo saúde-doença.* [201-?]. Disponível em: <http://www.epsjv.fiocruz.br/pdtsp/index.php?livro_id=6&area_id=2&capitulo_id=14&autor_id=&arquivo=ver_conteudo_2>. Acesso em: 20 set. 2017.

REDE INTERAGENCIAL DE INFORMAÇÃO PARA A SAÚDE. *Indicadores básicos para a saúde no Brasil*: conceitos e aplicações. 2. ed. Brasília, DF: Organização Pan-Americana da Saúde, 2008.

SCLIAR, M. A história do conceito de saúde. *PHYSIS: Revista de Saúde Coletiva*, Rio de Janeiro, v. 17, n. 1, p. 29-41, 2007.

UNIDADE 2

Políticas de saúde no Brasil

Objetivos de aprendizagem

Ao final deste capítulo, você deve apresentar os seguintes aprendizados:

- Descrever a trajetória da política de saúde no Brasil.
- Relacionar a trajetória com o modelo político de saúde vigente (intervenção estatal – privada).
- Discutir os principais avanços e impasses da política de saúde no Brasil.

Introdução

Ao longo dos anos, as políticas públicas de saúde no Brasil sofreram transformações e adequaram-se aos momentos políticos, econômicos e sociais do país. Apenas em 1808, com a vinda da família real portuguesa ao Brasil, algumas normas sanitárias foram colocadas em prática, mesmo que apenas nos portos, para impedir a entrada de doenças contagiosas que pudessem atingir a nobreza. Em 1822, outras políticas públicas frágeis foram aplicadas no controle dos portos mas, sem muito sucesso. Apenas com a Proclamação da República é que foram implementadas práticas de saúde em nível nacional. Passado um longo período, a saúde ganhou força no Brasil a partir da Constituição de 1988, que criou o Sistema Único de Saúde (SUS). O SUS nasceu para proporcionar aos excluídos a assistência à saúde (BRASIL, 1988).

Neste capítulo será abordada a trajetória da política da saúde no Brasil, o modelo político de saúde vigente e os avanços e impasses da política de saúde brasileira.

Trajetória da política de saúde no Brasil

A história da política de saúde no Brasil iniciou com a chegada da monarquia em 1808, quando foram aplicadas algumas políticas de Saúde pública, que ficaram restritas ao controle de doenças nos portos. Em 1822, com a Independência do Brasil, outras políticas públicas foram implementadas, ainda sobre o controle dos portos do Brasil. Com a proclamação da República, as práticas de saúde em nível nacional tiveram início (PAIM et al., 2011). No Quadro 1 é possível acompanhar na história os principais desafios da saúde de alguns períodos.

Quadro 1. Desafios da saúde no Brasil.

	Contexto macroeconômico e socioeconômico	Contexto político	Sistema de saúde	Principais desafios de saúde
Colonialismo português (1500–1822)	Exploração de matérias-primas e monopólio comercial por Portugal	Controle político e cultural de Portugal	Século XVI: ■ Criação de hospitais da Santa Casa de Misericórdia em Santos, São Paulo, Bahia, Rio de Janeiro, Belém e Olinda. ■ Organização sanitária incipiente	Doenças pestilenciais e assistência à saúde para a população
Império (1822–1889)	Abertura dos portos (1808), surgimento do capitalismo moderno e início da industrialização	Centralismo político e sistema de coronelismo, que dava aos grandes proprietários de terra o controle político de províncias e localidades	■ Estruturas de saúde com ênfase na polícia sanitária ■ Administração da saúde centrada nos municípios ■ Criação das primeiras instituições de controle sanitário dos portos e de epidemias (1828 e 1850)	Doenças pestilenciais e prioridade da vigilância sanitária (portos e comércio)
República Velha (1889–1930)	Economia agroexportadora (capital comercial), crise do café e insalubridade nos portos	Estado liberal-oligárquico, revoltas militares e emergência das questões sociais	■ Diretoria Geral de Saúde Pública (DGSP, 1897) ■ Reformas das competências da DGSP (Oswaldo Cruz, 1907) ■ Caixas de Aposentadoria e Pensão (Lei Eloy Chaves, 1923) ■ Incipiente assistência à saúde pela previdência social ■ Dicotomia entre saúde pública e previdência social	Doenças pestilenciais (febre amarela, varíola, peste) e doenças de massa (p. ex., tuberculose, sífilis, endemias rurais)

(Continua)

(Continuação)

Quadro 1. Desafios da saúde no Brasil.

	Contexto macroeconômico e socioeconômico	Contexto político	Sistema de saúde	Principais desafios de saúde
Ditadura Vargas (1930–1945)	Industrialização, mas com manutenção da estrutura agrária	"Estado Novo" — Estado autoritário entre 1937 e 1938 identificado com o nazifascismo	■ Saúde pública institucionalizada pelo Ministério da Educação e Saúde Pública ■ Previdência social e saúde ocupacional institucionalizadas pelo Ministério do Trabalho, Indústria e Comércio ■ Campanhas de saúde pública contra a febre amarela e a tuberculose ■ Institutos de Aposentadoria e Pensão (IAP) estendem a previdência social à maior parte dos trabalhadores urbanos (1933–1938)	Predominância de endemias rurais (p. ex., doença de Chagas, esquistossomose, ancilostomíase, malária), tuberculose, sífilis e deficiências nutricionais
Instabilidade democrática (1945–1964)	Substituição de importações, rápida urbanização, migrações, advento da indústria automobilística, penetração do capital internacional	Governos liberais e populistas	■ Criação do Ministério da Saúde (1953) ■ Leis unificaram os direitos de previdência social dos trabalhadores urbanos (1960) ■ Expansão da assistência hospitalar ■ Surgimento de empresas de saúde	Emergência de doenças modernas (p. ex., doenças crônicas degenerativas, acidentes de trabalho e de trânsito)

Fonte: Paim et al. (2011).

Em 1904, aconteceu a chamada Revolta da Vacina (Figura 1), decorrente de um modelo de intervenção chamado Campanhista, que, apesar dos abusos nas práticas de saúde, teve vitórias contra as epidemias. Um dos médicos desse período era Oswaldo Cruz, que promoveu uma reforma, incorporando ações de Saúde, incluindo novos elementos, como:

a) o registro demográfico, possibilitando conhecer a composição e os fatos vitais de importância da população;
b) a introdução do laboratório como auxiliar do diagnóstico etiológico;
c) a fabricação organizada de produtos profiláticos para uso em massa (PAIM, 2009).

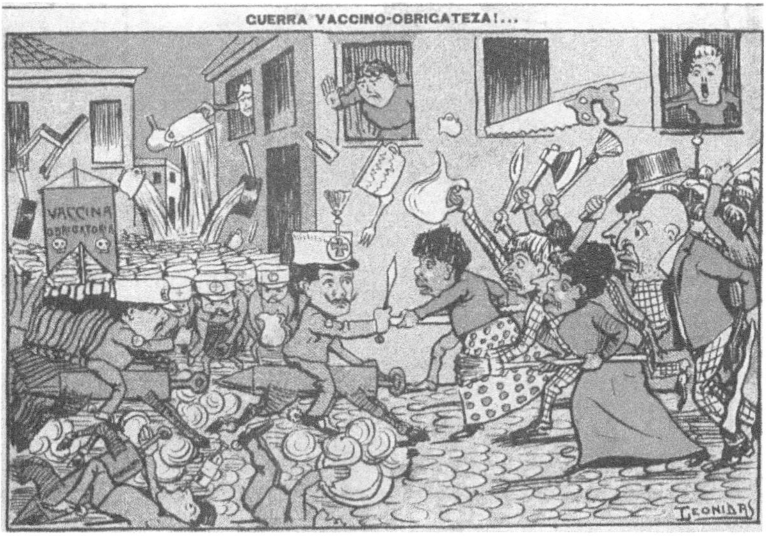

Figura 1. A revolta da vacina.
Fonte: Multirio ([201-?]).

O sucessor de Oswaldo Cruz foi Carlos Chagas, que em 1920, conseguiu introduzir a propaganda e a educação sanitária na rotina de ação, inovando o modelo Campanhista de Oswaldo, que era simplesmente fiscalizador. Foram criados, nesse período, órgãos especializados contra a tuberculose, a lepra e as doenças venéreas. Como muitos professores, pesquisadores e médicos lutaram na pela reforma sanitária, esse movimento ganhou bases e sindicatos. A partir desses primeiros esforços, o Centro Brasileiro de Estudos de Saúde (CEBES) foi fundado em 1976, organizando o movimento da reforma sanitária e, em 1979, formou-se a Associação Brasileira de Pós-Graduação em Saúde Coletiva (ABRASCO) ambas ajudaram nas reformas da saúde.

Durante a ditadura militar, pouco foi feito pela saúde dos brasileiros. No período, foram criados os Institutos de Aposentadoria e Pensões (IAP), unificados no Instituto Nacional de Previdência Social (INPS). Além disso, houve nesse período um aproveitamento da medicina pela previdência social. Nessa época, a população brasileira enfrentavam a ditadura e denunciava o autoritarismo nas práticas de saúde (PAIM, 2009). Na década de 1970, surgiu o Movimento da Reforma Sanitária, "que tinha como objetivo conquistar a democracia para mudar o sistema de saúde" (PAIM, 2009).

O movimento da reforma sanitária no Brasil cresceu muito e, de 1979 em diante, aconteceram reuniões de pesquisadores, gestores de Saúde e outros movimentos sociais e, em 1980, foi criado o Conselho Nacional de Secretários de Saúde (CONASS). Na 8ª Conferência Nacional de Saúde, em 1986, foi fundamentado o SUS, com base em estratégias de saúde que foram sendo realizadas no Brasil (PAIM et al., 2011). É fácil pensar então que o SUS é um dos filhos diretos da Reforma Sanitária, mas não é filho único. O SUS foi regulamentado na Constituição de 1988, onde ficou assegurado o direito à saúde como sendo direito fundamental e social do ser humano, resguardado através do artigo 6 (BRASIL, 1988).

O SUS foi criado com princípios doutrinários, que são a base de tudo que é realizado para a população. São eles:

- **Universalidade:** o acesso às ações deve ser garantido a todas as pessoas.
- **Equidade:** garante a igualdade da assistência à saúde sem preconceitos ou privilégios.
- **Integralidade:** considera o indivíduo como um todo, e as ações de saúde devem atender a todas as necessidades.
- **Hierarquização:** é um conjunto de ações e serviços preventivos e curativos, individuais e coletivos, para todos os níveis de complexidade.
- **Participação popular:** democratização dos processos decisórios dos serviços de saúde.
- **Descentralização:** consolidada com a municipalização, torna o município gestor do SUS.

Fique atento

O sistema de saúde brasileiro é formado por uma rede complexa de prestadores e compradores de serviços que competem entre si, gerando uma combinação público-privada, financiada sobretudo por recursos privados.

Modelo político de saúde vigente

O sistema de saúde vigente é descentralizado, ou seja, o poder e a responsabilidade sobre o setor são distribuídos entre os três níveis de governo, objetivando uma prestação de serviços com mais eficiência e qualidade e com maior fiscalização. Ainda, o modelo de saúde vigente no Brasil é formado por uma rede complexa que gera uma combinação públic0-privada, financiada por recursos privados. Nesse atual Sistema de Saúde existem subsetores, que são:

- subsetor público, no qual os serviços são financiados e providos pelo Estado nos níveis federal, estadual e municipal, incluindo os serviços de saúde militares;
- subsetor privado (com fins lucrativos ou não), no qual os serviços são financiados de diversas maneiras com recursos públicos ou privados;
- subsetor de saúde suplementar, com diferentes tipos de planos privados de saúde e de apólices de seguro, além de subsídios fiscais.

A política de saúde vigente estimula o setor privado e promove a privatização da saúde por meio de credenciamentos de médicos, remuneração e criação de clínicas diagnósticas ou terapêuticas e hospitais e ainda incentiva empresas de planos de saúde. A maior parte dos planos de saúde no Brasil são de empresas comerciais e oferecem planos com diferentes níveis. Para regulamentar esses planos, no ano de 2000 foi criada a Agência Nacional de Saúde Suplementar.

O modelo é hierarquizado, dividindo em níveis de complexidade os serviços, estruturados pela atenção básica, principal porta de entrada no sistema, a qual deve ser a sua ordenadora. Com isso temos: atenção primária ou básica; atenção secundária; e atenção terciária ou de média e alta complexidade (PAIM et al., 2011) (Quadro 2).

Quadro 2. Níveis de atenção à saúde.

Capacidade que uma unidade de saúde tem para prestar assistência:
Primária ou básica: generalista; baixa complexidade tecnológica; foco na promoção e prevenção.
Secundária: maior nível tecnológico; mais especialistas; médio nível de complexidade.
Terciária: alto nível tecnológico e alta complexidade; muito especializado.

Fonte: Lewis (1997).

Atenção básica: devido ao processo de descentralização, tem melhorado muito. Dentro dela são realizadas diversas estratégias, como, por exemplo, o Programa de Agentes Comunitários de Saúde e o Programa de Saúde da Família (PSF), também conhecido como Estratégia de Saúde da Família (ESF). A ESF funciona por meio de equipes de saúde, que atuam em áreas geográficas e populações bem definidas. As atividades de promoção de saúde funcionam nas unidades, nas casas dos pacientes e na comunidade.

Atenção secundária: é pouco regulamentada, e os procedimentos de média complexidade geralmente são deixados de lado em favor dos procedimentos de alto custo. Nessa parte da atenção à saúde, o SUS é totalmente dependente de contratos com o setor privado, sobretudo no caso de serviços de apoio diagnóstico e terapêutico. Na atenção secundária, encontramos especialidades odontológicas, serviços de aconselhamento para HIV, centros de referência de Saúde do trabalhador, além da criação das unidades de pronto atendimento (UPAs), que são articuladas com o Serviço de Atendimento Móvel de Urgência (SAMU).

Atenção terciária ou hospitalar: incluem-se aqui procedimentos de alto custo, que muitas vezes são realizados por prestadores privados ou hospitais públicos de Ensino. Nesse nível de atenção à saúde está incluído o sistema de gerenciamento de listas de espera para transplantes de órgãos.

As políticas públicas de saúde realizadas no Brasil são consolidadas em diretrizes e medidas que mostram o posicionamento do Estado frente a situações que são considerados de interesse público, visando a recuperação em nível individual ou coletivo. Essas políticas devem sempre reconhecer as desigualdades e trabalhar para diminuir as diferenças entre os cidadãos. Uma das políticas implementadas é a de diferença de gêneros. Essa política pública deve levar em consideração não apenas as diferenças biológicas nas condições de saúde entre homens e mulheres, mas, também, a dimensão social e os processos de adoecimento, que são diferentes entre homens e mulheres. A naturalização da agressividade como um atributo masculino e da fragilidade e submissão como características femininas impactam negativamente nas condições de saúde (LIMA, 2015).

Dentro das reformulações nos processos de saúde vigentes, uma das mais recentes foi a de Contratualização. A Contratualização ocorre nos cuidados primários de saúde e vem sendo uma tendência internacional das reformas dos sistemas de saúde, adotada entre as décadas de 1990 e 2000, nos países da Europa. No Brasil, a Contratualização foi adotada na atenção básica entre as três esferas governamentais, por meio do Programa de Melhoria de Acesso e Qualidade, com base em parcerias estabelecidas entre a administração direta e instituições do terceiro setor.

A Contratualização é um processo pelo qual o gestor do SUS de um lado e o representante legal do hospital público ou privado do outro criam metas quantitativas e qualitativas de atenção à saúde e de gestão hospitalar. O modelo é completamente novo, baseado no repasse de incentivos financeiros calculados a partir da série histórica da produção hospitalar, criando assim o Incentivo de Adesão à Contratualização (IAC) (PACHECO, 2006). Algumas vantagens da Contratualização:

- Programação Orçamentária e Financeira;
- Facilitação dos Processos de Avaliação, Controle e Regulação dos Serviços Ofertados;
- Possibilidade de Investimento na Gestão Hospitalar;
- Adequação dos Serviços conforme a demanda e as necessidades do gestor local de saúde;
- Maior transparência na relação com o gestor local do SUS;
- Melhor inserção institucional na rede de serviços de Saúde.

Saiba mais

Atualmente no Brasil 1.034 hospitais recebem o IAC, representando um impacto financeiro nos cofres públicos.

Principais avanços e impasses da política de saúde no Brasil

Nas políticas públicas de saúde no Brasil, ainda hoje existem muitos desafios e muitos impasses. Em termos de avanços foram quatro os principais (PAIM et al., 2011; ALMEIDA, 2013):

1. **Programa mais médicos:** a ideia do programa é levar médicos especialistas de saúde a localidades de difícil acesso. No início, o programa foi muito criticado por trazer profissionais do exterior para cuidar da população brasileira. Até 2015, o Programa Mais Médicos já havia enviado mais de 14 mil profissionais a quase 4 mil municípios, atendendo 50 milhões de cidadãos que antes não tinham acesso à saúde — em forma de vacinação, tratamento odontológico, acompanhamento psicossocial, entre outros. Atualmente, o programa incentiva médicos brasileiros a irem trabalhar em localidades distantes.
2. **Tratamento de HIV e aids:** o Brasil aumentou o volume de pacientes recebendo o tratamento e diminuiu o número de contaminações, fruto do fortalecimento do tratamento e da distribuição de medicações de alto custo de forma gratuita pela rede pública. O dado mais relevante é o de que 91% dos brasileiros portadores do vírus HIV em tratamento há no mínimo 6 meses já apresentam uma carga viral indetectável no organismo.
3. **Campanhas de prevenção:** o governo investiu em campanhas de prevenção de cunho social. O percentual de mulheres que haviam feito uma mamografia aumentou significativamente, passando de 71,1% em 2006 para 78% em 2013. E no que se refere às campanhas sazonais de vacinação, os resultados também têm sido satisfatórios. Nos primeiros dias da campanha nacional de vacinação contra H1N1, quase 50% do público-alvo já havia sido vacinado.
4. **Descentralização da atenção primária:** essa descentralização levou a atenção primária à população mais carente. Surgiram programas como o Rede Cegonha, criado em 2011, que visa implantar uma rede de cuidados à gestante, comportando o acompanhamento completo no pré-natal, no parto, no nascimento e no desenvolvimento da criança; e o Programa Saúde na Escola, fruto da articulação entre os Ministérios da Saúde e da Educação, que leva profissionais às salas de aula para trabalhar a conscientização dos estudantes em relação à prevenção de doenças, além de realizar avaliações.

Outros avanços também devem ser descritos: as desigualdades por nível educacional no uso de serviços de saúde estão diminuindo de forma consistente; equipes de Saúde Bucal foram introduzidas no PSF, aumentando o número de pessoas que consultaram um dentista; o programa de imunização é um dos mais bem-sucedidos programas de saúde pública no Brasil, o que é demonstrado por sua alta cobertura e sustentabilidade; o Código de Ética Médica reforça os direitos dos pacientes e reduz os casos de discriminação nas políticas de saúde no Brasil. As doenças infecto-parasitárias com desfecho rápido eram as principais causas de morte; esse panorama alterou-se e tais doenças, atualmente, representam apenas 6,5% dos óbitos (ALMEIDA, 2013).

Em termos de desafios, existem muitos em nosso país no que diz respeito à saúde. Em relação ao mercado, à medida em que a participação do setor privado aumenta, as interações entre os setores público e privado criam contradições e injusta competição. Essa competição gera resultados negativos na equidade e no acesso aos serviços de saúde.

Saiba mais

Desafios do SUS:

- seminal
- econômico
- da equidade
- demográfico
- epidemiológico
- do modelo de atenção à saúde
- da gestão
- da atenção primaria à saúde
- da atenção hospitalar
- do sistema de apoio diagnóstico
- do modelo de centralização
- político

O financiamento do SUS também é um desafio constante, uma vez que o governo vem restringindo a porcentagem do orçamento federal destinada ao setor de saúde. O crescimento populacional e as transformações epidemiológicas obrigam a transição de um modelo de atenção centrado nas doenças agudas para um modelo baseado na promoção intersetorial da saúde e na integração dos serviços de saúde. O desafio político também é muito grande, devido à articulação público-privada e às desigualdades persistentes, que não podem ser resolvidas unicamente na esfera técnica.

As doenças crônico-degenerativas (como diabetes, hipertensão, demências), os cânceres (neoplasias) e as causas externas (mortes violentas) adquiriram o papel central de causas de mortalidade (ALMEIDA, 2013). As doenças não transmissíveis (DNT), as doenças transmissíveis, o número de leitos e a dependência química são grandes problemas, que precisam ser enfrentados diariamente pela saúde brasileira.

Link

Aprenda mais sobre a saúde no Brasil lendo o material disponível no link ou código a seguir.

https://goo.gl/20kuYL

Exemplo

Formas de melhorar o SUS:

- aliviar o atendimento em prontos-socorros e hospitais;
- melhorar a produtividade;
- ampliar a rede com avanços na infraestrutura público-privada;
- reduzir as deficiências locais na gestão hospitalar;
- diminuir a espera na recepção dos hospitais públicos.

Exercícios

1. Na história das políticas públicas no Brasil, houve um movimento que ficou conhecido como a Revolta da Vacina. Nessa época, havia um modelo campanhista de saúde que, apesar dos abusos, obteve vitórias contra as epidemias. O médico Oswaldo Cruz, nessa época, promoveu uma reforma, incorporando ações de saúde. Marque a resposta certa sobre essa reforma.

a) Foram incorporados elementos de ações de saúde, tais como: o registro demográfico, possibilitando conhecer a composição e os fatos vitais de importância da população; a introdução do laboratório como auxiliar do diagnóstico etiológico; a fabricação organizada de produtos profiláticos para uso em massa.

b) Foram criados órgãos especializados na luta contra a tuberculose, a lepra e as doenças venéreas.

c) Introdução à propaganda e educação sanitária na técnica rotineira de ação.

d) Controle de navios e saúde nos portos.

e) As Santas Casas, entidades filantrópicas, receberiam os pacientes nas diversas cidades do país.

2. O SUS é uma forma de política pública implantada por meio da Lei nº 8.080/1990. Foi criado para garantir o direito fundamental de proteção à saúde. A saúde é um dos principais componentes da vida, tanto por ser indispensável, quanto como elemento agregado à sua qualidade. É dever do estado prover as condições indispensáveis ao seu pleno exercício. O SUS é baseado em princípios. Sobre o princípio da Integralidade, é correto afirma que:

a) estabelece que todos os brasileiros têm acesso gratuito aos serviços de saúde, mas não exclui critérios como prioridade e doenças de risco grave.

b) concerne sobre o alcance dos serviços públicos de saúde, assegura a abrangência do atendimento em todos os níveis de complexidade.

c) a responsabilidade do serviço público é descentralizada, ou seja, realizada pela União, Estados, Distrito Federal e Municípios.

d) todos os serviços de saúde implantados por políticas públicas podem ser utilizados por todos os cidadãos de forma gratuita.

e) assegura a implantação de políticas públicas e econômicas como forma de efetivação do direito à saúde.

3. Em relação ao modelo de saúde vigente, muitas reformulações aconteceram ao longo dos anos, entre elas a Contratualização, que diz sobre os cuidados primários de saúde, como sendo uma tendência internacional das reformas dos sistemas de saúde, adotada na década de 1990 e 2000, nos países da

Europa. No Brasil, a Contratualização foi adotada na atenção básica entre as três esferas governamentais por meio do Programa de Melhoria de Acesso e Qualidade, com base em parcerias estabelecidas entre a administração direta e instituições do terceiro setor. Sobre a Contratualização, marque o que é correto.

a) Não diz respeito a alternativas para a administração pública do setor saúde no país, tendo em vista a melhoria do desempenho e da prestação de contas dos prestadores de serviços.

b) O modelo tenta não se aproximar da gestão privada, a gestão pública não reconhece o modelo superior da prática da gestão privada.

c) A Contratualização é um processo pelo qual o gestor municipal ou estadual do SUS de um lado e o representante legal do hospital público ou privado do outro estabelecem metas quantitativas e qualitativas de atenção à saúde e de gestão hospitalar, formalizadas por meio de um instrumento contratual. Tem como exemplo o modelo contratual realizado entre a Fundação Estatal de Saúde da Família (Fesf) e as gestões municipais do estado da Bahia.

d) As metas fixadas nos contratos não são acompanhadas ou cobradas.

e) Com a implantação da contratualização pelo Ministério da saúde, um modelo antigo de financiamento para os hospitais do SUS foi implementado.

4. As políticas públicas de saúde são consolidadas em diretrizes, medidas e procedimentos que mostram o posicionamento político do Estado frente a problemas que são considerados de interesse público. Visando a promoção, a proteção e a recuperação da saúde nos níveis individual e coletivo. Na realização de políticas de saúde no Brasil, há de se reconhecer a existência de importantes níveis de desigualdade. Um grande desafio é diminuir as diferenças entre os gêneros dentro das políticas públicas. Marque a resposta certa em relação às diferenças de gênero.

a) A política pública deve atribuir significados e transformar as diferenças sexuais em desigualdades na saúde.

b) No Brasil, não teve importância o Programa Nacional de Atenção Integral à Saúde da Mulher, lançado em 1983.

c) As políticas não devem levar em consideração dados epidemiológicos; por exemplo, os homens morrem mais do que as mulheres de doenças isquêmicas do coração e a depressão ocorre duas vezes mais nas mulheres que nos homens.

d) A política pública deve levar em consideração não só diferenças nas condições de saúde resultantes exclusivamente da diferença biológica entre homens e mulheres, mas também a dimensão social dos processos de adoecimento. A naturalização da agressividade como um atributo masculino e da fragilidade e submissão como características femininas, por exemplo, tem impactos negativos nas condições de saúde de mulheres e homens.

e) A gestão deve gerar políticas de saúde com cuidado sobre as diferenças entre os gêneros apenas nos municípios.

5. O sistema de saúde atual é formado por uma ampla rede em uma combinação público-privada financiada sobretudo por recursos privados. Esses componentes são diferenciados, mas interconectados. O sistema de saúde tem subsetores; assinale a resposta correta sobre eles.

a) Impostos gerais, contribuições sociais (impostos para programas sociais específicos), desembolso direto e gastos dos empregadores com saúde.

b) Devem implementar ações intersetoriais de promoção de saúde e prevenção de doenças.

c) Devem realizar ações de promoção de saúde, vigilância, controle de vetores e educação sanitária, além de assegurar a continuidade do cuidado.

d) Monitorar as listas de espera para serviços especializados, aumentar a oferta de serviços, implementar diretrizes clínicas e utilizar prontuários médicos eletrônicos como estratégias para a integração do cuidado primário com a rede de serviços especializados.

e) Os três subsetores são: o subsetor público, no qual os serviços são financiados e providos pelo Estado nos níveis federal, estadual e municipal, incluindo os serviços de saúde militares; o subsetor privado (com fins lucrativos ou não), no qual os serviços são financiados de diversas maneiras com recursos públicos ou privados; e o subsetor de saúde suplementar, com diferentes tipos de planos privados de saúde e de seguro, além de subsídios fiscais.

Referências

ALMEIDA, N. D. A saúde no Brasil, impasses e desafios enfrentados pelo Sistema Único de Saúde: SUS. *Revista Psicologia e Saúde*, Campo Grande, v. 5, n. 1, p. 1-9, jun. 2013. Disponível em: <http://pepsic.bvsalud.org/scielo.php?script=sci_arttext&pid=S2177-093X2013000100002&lng=pt&nrm=iso>. Acesso em: 13 mar. 2018.

BRASIL. Constituição (1988). *Constituição da República Federativa do Brasil de 1988*. Brasília, DF, 1988. Disponível em: <http://www.planalto.gov.br/ccivil_03/constituicao/constituicao.htm>. Acesso em: 13 mar. 2018.

LIMA, T. P. Gênero, tráfico sexual de mulheres e políticas públicas no Brasil: as experiências da Secretaria de Políticas para as Mulheres da Presidência da República (SPM - PR). In: JORNADA INTERNACIONAL DE POLÍTICAS PÚBLICAS, 7., 2015, São Luís. [*Anais eletrônicos*...]. Disponível em: <http://www.joinpp.ufma.br/jornadas/joinpp2015/pdfs/eixo6/genero-trafico-sexual-de-mulheres-e-politicas-publicas-no-brasil-as-experiencias-da-secretaria-de-poliiticas-para-as-mulheres-da-presidencia-da-republica--spm---pr.pdf>. Acesso em: 11 mar. 2018.

MULTIRIO. *A revolta da vacina*. [201-?]. Disponível em: <http://www.multirio.rj.gov.br/index.php/estude/historia-do-brasil/rio-de-janeiro/66-o-rio-de-janeiro-como-distrito--federal-vitrine-cartao-postal-e-palco-da-politica-nacional/2917-a-revolta-da-vacina>. Acesso em: 15 mar. 2018.

PACHECO, R. S. Brasil: avanços da contratualização de resultados no setor público. In: CONGRESSO INTERNACIONAL DO CLAD, 11., 2006, Guatemala. *Anais eletrônicos*... Disponível em: <http://www.sgc.goias.gov.br/upload/arquivos/2011-06/painel_35-124_125_126.pdf>. Acesso em: 13 mar. 2018.

PAIM, P. S. Uma análise sobre o processo da Reforma Sanitária brasileira. *Saúde em Debate*, Rio de Janeiro, v. 33, n. 81, p. 27-37, jan./abr. 2009. Disponível em: <http://www.nesc.ufpr.br/processoseletivo2015/politicas/PAIM,%20Jairnilson%20-%20Uma%20an%C3%A1lise%20sobre%20o%20processo%20da%20Reforma%20Sanit%C3%A1ria%20brasileira.pdf>. Acesso em: 15 mar. 2018.

PAIM, J. et al. O sistema de saúde brasileiro: história, avanços e desafios. *The Lancet*, [s.l.], p. 11-31, maio 2011. Disponível em: <http://download.thelancet.com/flatcontentassets/pdfs/brazil/brazilpor1.pdf>. Acesso em: 15 mar. 2018.

Leituras recomendadas

CARDOSO, J. R. OLIVEIRA, G. N.; FURLAN, P. G. Gestão democrática e práticas de apoio institucional na Atenção Primária. *Cadernos de Saúde Pública*, Rio de Janeiro, v. 32, n. 3, p. e00009315, mar. 2016. Disponível em: <https://www.scielosp.org/article/csp/2016.v32n3/e00009315/pt/#>. Acesso em: 15 mar. 2018.

FUNDAÇÃO OSWALDO CRUZ. *Contratualização no SUS*. [201-?]. <https://www.contratualizacaonosus.com/contratualizacao-com-hospitais-no-s>. Acesso em: 13 mar. 2018.

PAULUS JÚNIOR, A.; CORDONI JÚNIOR, L. Políticas públicas de saúde no Brasil. *Revista Espaço para a Saúde*, Londrina, v. 8, n. 1, p. 13-19, dez. 2006. Disponível em: <http://files.tvs4.webnode.com/200000244-78e4379de1/Pol%C3%ADticas%20P%C3%BAblicas%20de%20Sa%C3%BAde%20no%20Brasil.pdf>. Acesso em: 15 mar. 2018.

POLIGNANO, M. V. *História das políticas de saúde no Brasil*. [200-?]. Disponível em: <http://www.uff.br/higienesocial/images/stories/arquivos/aulas/Texto_de_apoio_3_-_HS--Historia_Saude_no_Brasil.pdf>. Acesso em: 11 mar. 2018.

Legislação do Sistema Único de Saúde

Objetivos de aprendizagem

Ao final deste capítulo, você deverá apresentar os seguintes aprendizados:

- Descrever o contexto em que o Sistema Único de Saúde (SUS) foi criado.
- Definir os conceitos teóricos das diretrizes e dos princípios do SUS.
- Identificar, em exemplos de situações na prática, a base teórica sobre a qual o SUS foi construído.

Introdução

O Sistema Único de Saúde (SUS) é dos maiores e mais complexos sistemas de saúde do mundo em termos de cobertura e população atendida. É através dos princípios do SUS – universalidade, integralidade e equidade – que as iniciativas em saúde se responsabilizam pelo cuidado de mais de 200 milhões de brasileiros, de forma integral, universal e igualitária.

Neste capítulo, você terá a oportunidade de resgatar a linha histórica que levou à construção do SUS e conhecer os princípios e diretrizes do sistema e as legislações que regem a sua organização.

A Saúde no Brasil antes e depois do SUS

O contexto da saúde no Brasil antes da criação do SUS era bastante diferente da conjectura atual. À época, a saúde era considerada ausência de doença, a assistência era centrada no foco médico-hospitalar, a promoção da saúde era tarefa exclusiva do Ministério da Saúde (MS) e todas as ações de saúde eram centralizadas no estado, não havendo participação das unidades federativas e dos municipios.

Nesse cenário, o acesso dos cidadãos brasileiros à assistência era restrito. De modo geral, pode-se dizer que os cidadãos estavam divididos entre: os que podiam pagar pelos serviços de saúde; os trabalhadores que contribuíam com o Instituto Nacional de Previdência Médica da Previdência Social (INAMPS) e, por isso, tinham direito a assistência prestada por esse instituto; e os que não tinham nenhum direito à assistência, chamados de "indigentes", que eram totalmente dependentes de ações filantrópicas e de caridade.

No que tange à promoção da saúde e à prevenção de doenças, as ações eram desenvolvidas pelo MS e tinham como ênfase as campanhas de vacinação e controle de endemias. Essas eram as únicas ações desenvolvidas com caráter universal, ou seja, sem nenhum tipo de discriminação com relação à população beneficiária.

A realidade social desse período era de exclusão da maior parte dos cidadãos do direito à saúde e de aumento de doenças como verminoses e aquelas relacionadas à escassez de saneamento básico. Essa situação passou a ser questionada por grupos da sociedade civil e por trabalhadores da saúde que, de forma articulada, começaram a debater sobre o futuro da saúde brasileira, resultando em um movimento chamado **Reforma Sanitária**.

Em âmbito mundial, observava-se uma tendência a mudanças, claramente indicadas na Declaração de Alma-Ata, documento esse que foi redigido ao final da Conferência Internacional sobre Cuidados Primários de Saúde, em 1978. Esse documento aponta para a necessidade da participação efetiva dos Estados na saúde do seu povo através da promoção de políticas de saúde que visem o bem-estar físico, mental e social como direitos fundamentais dos seus habitantes, enfatizando que os cuidados primários em saúde são direitos fundamentais e devem ser a principal meta social de todos os governos.

Esse cenário, paralelo ao processo de redemocratização e ao amadurecimento das ideias da Reforma Sanitária, resultou no que é considerado um marco histórico para a saúde no Brasil: a VIII Conferência Nacional de Saúde, realizada em 1986. O Relatório Final dessa Conferência identifica o Estado como responsável por assegurar o direito à saúde para toda a população e aprova a proposta de criação do SUS (CONFERÊNCIA..., 1986).

A criação do SUS foi o maior movimento de inclusão social já visto na história do Brasil e representou uma afirmação política de compromisso do Estado brasileiro para com os direitos dos seus cidadãos, tendo como importante princípio a universalização do acesso às ações e aos serviços de saúde.

Princípios e Diretrizes do SUS

A nova ordem constitucional instituída em 1988 determina o direito à saúde como um dos direitos fundamentais, estabelecendo a obrigação do Estado de garanti-lo. Analisando os dispositivos constitucionais, tem-se que "a saúde é concebida como direito de todos e dever do Estado, que a deve garantir mediante políticas sociais e econômicas que visem à redução do risco de doenças e outros agravos", regendo-se pelos princípios do SUS. Esses princípios são de origem doutrinária e organizacional (Figura 1).

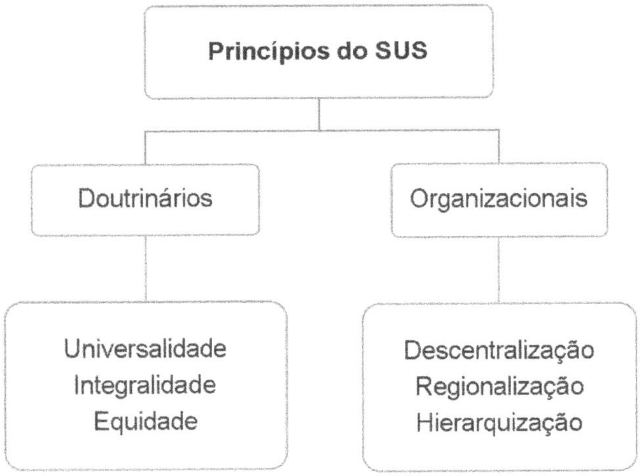

Figura 1. Princípios do SUS.

O princípio da Universalidade estabelece que o SUS deve atender a todos, sem distinções ou restrições, sendo esse o princípio fundamental das mudanças previstas pelo SUS, pois garante a todos os brasileiros o direito à saúde.

A Integralidade fundamenta-se no entendimento de que as pessoas têm o direito de serem atendidas no conjunto de suas necessidades, individuais e coletivas, e que, os serviços de saúde devem estar organizados de modo a oferecer todas as ações requeridas por essa atenção integral.

A Equidade baseia-se na disponibilização de serviços que promovam a justiça social, canalizando maior atenção aos que mais necessitam, diferenciando as necessidades de cada um. O princípio de equidade do SUS corresponde, portanto, a oferecer mais a quem mais precisa, de forma a dar condições para que todos tenham a mesma possibilidade.

O princípio de Participação Social prevê a organização e a participação da comunidade na gestão do SUS, que ocorre legalmente por meio dos Conselhos e das Conferencias de Saúde nas três esferas de governo: nacional, estadual e municipal.

O princípio de Descentralização estabelece a descentralização da gestão e das políticas da saúde no país. De acordo com esse princípio, o poder e a responsabilidade sobre a saúde são distribuídos entre os três níveis de governo, objetivando uma prestação de serviços com mais eficiência e qualidade e também a fiscalização e o controle por parte da sociedade. Os municípios passam a ser os responsáveis pela organização da oferta de todas as ações e serviços de saúde e por estabelecer as políticas locais de saúde.

O princípio de Hierarquização é uma forma de organização dos serviços e ações que visa atender as diferentes necessidades de saúde da população, sendo a atenção básica a responsável pela resolubilidade da maioria das necessidades em saúde da população e a ordenadora da rede de atenção à saúde.

O princípio de Regionalização é considerado uma estratégia importante para a organização do sistema de saúde. É um processo técnico-político relacionado à definição de recortes espaciais para fins de planejamento, organização e gestão de redes de ações e serviços de **saúde**. Essa diretriz deverá ser operacionalizada por meio da articulação das ações e dos serviços de **saúde** para que possam produzir o cuidado integral da população.

Legislação Básica do SUS

A legislação básica do SUS consiste na Constituição Federal (artigos 196 a 200), na Lei Orgânica da Saúde (Lei 8.080/1990), nas Normas Operacionais Básicas (NOB) e no Decreto 7.508/2011 que regulamenta a Lei 8.080/1990 e a Lei 8.142/1990.

Lei Orgânica da Saúde

Leis nº 8.080 e nº 8.142, ambas de 1990, como suas bases jurídica, constitucional e infraconstitucional (Brasil, 2007a). A Lei nº 8.080, de 19 de setembro de 1990 – Lei Orgânica da Saúde –, dispõe acerca das condições para a promoção, proteção e recuperação da saúde, organização e funcionamento dos serviços correspondentes, mostrando de forma clara os objetivos do SUS, suas competências e atribuições, assim como as funções da União, dos Estados e dos Municípios (BRASIL, 1990a).

A Lei nº 8.142, de 28 de dezembro de 1990, dispõe sobre a participação da comunidade na gestão do SUS e sobre as transferências intergovernamentais de recursos financeiros na área da saúde (BRASIL, 1990b). Tais leis consolidam o papel do município como o principal executor das ações de saúde, caracterizando ampliação do processo de descentralização.

NOB – Normas Operacionais Básicas

Diversas portarias do MS regulamentaram o SUS, especialmente as que originaram as NOBs de 1991, 1993 e 1996. A implantação do SUS no conjunto do país passa a acontecer de forma gradual ao longo dos anos 1990. As NOB-SUS são os principais instrumentos normalizadores do processo de descentralização das ações e serviços de saúde no Brasil, um dos pilares de sustentação do SUS. O Quadro 1 resume as quatro NOBs, editadas no período de 1991 a 1996.

Quadro 1. Normas Operacionais Básicas.

Norma Operacional Básica 01/91	Editada pelo INAMPS/MS em janeiro de 1991 e reeditada em julho do mesmo ano, a NOB 01/91 (BRASIL, 1991) reproduz em seu texto muitos dos elementos que compõem as Leis Orgânicas da Saúde, uma vez que elas constituem as bases de implantação e operacionalização do SUS, com foco principal nos meios de financiamento do SUS - repasse, acompanhamento, controle e avaliação dos recursos financeiros para os municípios e/ou estados, considerados fator de incentivo ao processo de descentralização.
Norma Operacional Básica 01/92	Segue orientações da NOB anterior, no que tange ao financiamento e regulamentação de repasses financeiros - através de convênios e em relação à descentralização, considerada um instrumento normativo de transição, pois avança no esclarecimento de elementos e princípios da descentralização e não deve ser entendida apenas pelo cumprimento aos critérios estabelecidos na Lei 8142/90, para repasse dos recursos financeiros federais para cobertura das ações e serviços de saúde a serem implementados pelos municípios, mas sim, deve ser entendida principalmente pela nova responsabilidade do município de administrar as ações e serviços de saúde em sua área de abrangência, desde o planejamento até a execução das atividades, incluindo recursos humanos, materiais e financeiros. É o estabelecimento do comando único do SUS na esfera municipal (BRASIL, 1990b).
Norma Operacional Básica 01/93	É editada pelo próprio Ministro da Saúde e busca regulamentar o financiamento, bem como o processo de descentralização da gestão dos serviços e ações no âmbito do SUS. A NOB 01/93 define o gerenciamento do processo de descentralização nas três esferas de governo, através da Comissão Intergestores Tripartite, das Comissões Intergestores Bipartites e dos Conselhos Municipais, bem como as condições de gestão para municípios e estados, buscando contemplar os diferentes estágios em que se encontram estados e municípios em relação à descentralização, tendo em vista a grande diversidades dos municípios brasileiros e também a tradição histórica ligada a um padrão administrativo e financeiro centralizador (BRASIL, 1993).

(Continua)

(Continuação)

Quadro 1. Normas Operacionais Básicas.

Norma Operacional Básica 01/96	A NOB 01/96, editada pelo Ministro da Saúde em 06/11/96, pretende dar continuidade ao processo de consolidação do SUS, colocando como finalidade primordial "promover e consolidar o pleno exercício, por parte do poder público municipal e do Distrito Federal, da função de gestor da atenção à saúde dos seus munícipes, com consequente redefinição das responsabilidades dos Estados, do DF e da união" (BRASIL, 1996). A partir da NOB 01/96, os municípios puderam habilitar-se em duas condições: Gestão Plena de Atenção Básica e Gestão Plena do Sistema Municipal.

Também é importante mencionar algumas legislações básicas voltadas à questão do financiamento em saúde e dos recursos financeiros em saúde. Nesse sentido, a Emenda Constitucional nº 29/2000 (BRASIL, 2000) define os percentuais mínimos de aplicação em ações e serviços públicos de saúde para níveis federal, estadual e municipal, ou seja, definiu a participação das esferas de governo, federal, estadual e municipal para o financiamento das ações e serviços de saúde do SUS.

EC 29 representou um importante avanço para diminuir a instabilidade no financiamento que o setor de saúde enfrentou a partir da Constituição, bem como uma vitória da sociedade na questão da vinculação orçamentária.

Contudo, não definiu o que viriam a ser considerados os gastos com saúde. Mesmo com a ausência da definição no texto constitucional, a consolidação do SUS foi avançando e os responsáveis por sua execução adotaram como parâmetros os preceitos da Lei Orgânica da Saúde.

Quanto aos recursos financeiros, a Lei Complementar nº 141/2012 dispõe sobre os valores mínimos a serem aplicados anualmente pelas três esferas de governo, estabelecendo os critérios de rateio de recursos para as transferências e para as normas de fiscalização, avaliação e de controle das despesas com Saúde (BRASIL, 2012). O Estado deveria aplicar no mínimo 12% da arrecadação líquida de impostos com ações e serviços públicos de saúde.

Exercícios

1. Estão incluídas no escopo da integralidade, que é um princípio doutrinário na criação do SUS:

a) a integralidade do pagamento, por parte do ente público, de todos os serviços prestados em nível público e na assistência privada.

b) a erradicação de doenças caracteriza-se pelo principal ponto de enfrentamento das políticas de saúde.

c) a assistência, principalmente médica e hospitalar, em detrimento às questões de atenção primária à saúde e medicina preventiva.

d) as ações de prevenção à saúde (p. ex., campanhas de vacinação) estão no escopo de atividades do SUS, pois são caracterizadas como ações de saúde pública. Já as ações curativas e de reabilitação ficam a cargo do setor privado de assistência à saúde.

e) o cidadão, sua família e sua comunidade são de responsabilidade do cuidado dos profissionais e gestores do SUS.

2. Considerando-se os princípios de descentralização e regionalização para a implantação do SUS, temos como resultados:

a) igualdade entre os entes federativos no âmbito local de organização dos serviços.

b) o MS realiza concursos a cada quatro anos para nomear e contratar profissionais componentes das equipes de Estratégia da Saúde da Família.

c) as políticas públicas de saúde são executadas em nível federal e da mesma forma, independentemente da região do Brasil.

d) os serviços de atenção secundária (p. ex., ambulatórios de ginecologia e pediatria) são o primeiro contato do usuário com os serviços de saúde.

e) a menor estrutura de divisão para organização dos serviços, após as regiões em saúde, são os estados.

3. NÃO são considerados espaços formais de participação popular e controle social no SUS:

a) conselho Local de Saúde.

b) conferência Nacional de Saúde.

c) movimentos Populares em Saúde.

d) conselho Municipal de Saúde.

e) conferência Estadual de Saúde.

4. Para implementação de diretrizes pautadas no princípio organizativo da descentralização, segundo Mendes (1998), há quatro modalidades diferentes. Selecione aquela que NÃO pode ser considerada uma das formas de organizar a descentralização no âmbito do SUS.

a) A criação das Organizações da Sociedade Civil de Interesse Público (OSCIPs) pode ser considerada um exemplo de descentralização na modalidade de delegação.

b) Descentralizar a responsabilidade sem delegar poder às estruturas hierarquicamente inferiores.

c) Instituir estruturas estaduais de assistência à saúde, diminuindo a participação dos municípios.

d) Contratação de empresas da iniciativa privada para exercer ações sob responsabilidade do SUS.

e) Transferência de poder, de um ente hierarquicamente superior, a um inferior, inclusive quanto ao poder decisório.

5. Quanto às publicações do arcabouço legal que sustentam a organização do SUS, assinale a alternativa correta.

a) A Lei nº 8.080, de 1990, marca a criação do SUS.

b) A Constituição Brasileira contempla a legislação completa para estruturação do SUS.

c) A Lei nº 8.080, de 1990, institui as diretrizes do SUS: descentralização, atendimento integral e participação popular.

d) A Lei nº 8.080, de 1990, pode ser considerada a Lei Orgânica da Saúde.

e) O SUS segue sendo regulamentado através da publicação de novas portarias.

Referências

BRASIL. Constituição (1988). *Constituição da República Federativa do Brasil*. Brasília, DF: Senado Federal, 1998.

BRASIL. *Decreto nº 7.508, de 28 de junho de 2011*. Regulamenta a Lei nº 8080, de 19 de setembro de 1990, para dispor sobre a organização do Sistema Único de Saúde - SUS, o planejamento da saúde, a assistência à saúde e a articulação interfederativa, e dá outras providências. Brasília, DF, 2011. Disponível em: <http://www.planalto.gov.br/ccivil_03/_ato2011-2014/2011/decreto/d7508.htm>. Acesso em: 03 mar. 2018.

BRASIL. *Emenda Constitucional n. 29, 13 de setembro de 2000*. Altera os artigos 34, 35, 156, 160, 167 e 198 da Constituição Federal e acrescenta artigo ao Ato das Disposições Constitucionais Transitórias, para assegurar os recursos mínimos para o financiamento das ações e serviços públicos de saúde. Disponível em: <http://www.planalto.gov.br/ccivil_03/constituicao/emendas/emc/emc29.htm>. Acesso em: 03 mar. 2018.

BRASIL. Instituto Nacional de Assistência Médica da Previdência Social. *Resolução nº 258, de 07 de janeiro de 1991*. Norma Operacional Básica do Sistema Único de Saúde – SUS 91. Brasília, DF, 1991. Disponível em: <http://siops.datasus.gov.br/Documentacao/Resolu%C3%A7%C3%A3o%20258_07_01_1991.pdf>. Acesso em: 03 mar. 2018.

BRASIL. *Lei nº 8.080, de 19 de setembro de 1990*. Dispõe sobre as condições para a promoção, proteção e recuperação da saúde, a organização e o funcionamento dos serviços correspondentes e dá outras providencias. Brasília, DF, 1990a. Disponível em: <http://www.planalto.gov.br/ccivil_03/leis/l8080.htm>. Acesso em: 03 mar. 2018.

BRASIL. *Lei n. 8.142, de 28 de dezembro de 1990.* Dispõe sobre a participação da comunidade na gestão do Sistema Único de Saúde (SUS) e sobre as transferências intergovernamentais de recursos financeiros na área da saúde e dá outras providências. Brasília, DF, 1990b. Disponível em: <http://www.planalto.gov.br/ccivil_03/leis/l8142.htm>. Acesso em: 03 mar. 2018.

BRASIL. *Lei Complementar nº 141, de 13 de janeiro de 2012.* Regulamenta o § 3o do art. 198 da Constituição Federal para dispor sobre os valores mínimos a serem aplicados anualmente pela União, Estados, Distrito Federal e Municípios em ações e serviços públicos de saúde; estabelece os critérios de rateio dos recursos de transferências para a saúde e as normas de fiscalização, avaliação e controle das despesas [...]. Brasília, DF, 2012. Disponível em: <http://www.planalto.gov.br/ccivil_03/leis/lcp/lcp141.htm>. Acesso em: 03 mar. 2018.

BRASIL. Ministério da Saúde. *Portaria nº 2.203 de 1996.* Brasília, DF, 1996. Disponível em: <http://bvsms.saude.gov.br/bvs/saudelegis/gm/1996/prt2203_05_11_1996.html>. Acesso em: 03 mar. 2018.

CONFERÊNCIA NACIONAL DE SAÚDE, 8., 1986. *Relatório final...* Disponível em: <http://conselho.saude.gov.br/biblioteca/relatorios/relatorio_8.pdf>. Acesso em: 03 mar. 2018.

Leituras recomendadas

GIOVANELLA, L. et al. (Org.). *Políticas e sistema de saúde no Brasil.* 2. ed. Rio de Janeiro: Fiocruz, 2012.

MATTA, G. C.; PONTE, A. L. de M. *Políticas de saúde organização e operacionalização do Sistema Único de Saúde.* Rio de Janeiro: EPSJV; Fiocruz, 2007.

RONCALLI, A. G. O desenvolvimento das políticas públicas de saúde no Brasil e a construção do Sistema Único de Saúde. In: PEREIRA, A. C. (Org.). *Odontologia em Saúde Coletiva*: planejando ações e promovendo saúde. Porto Alegre: Artmed, 2003. p. 28-49.

SOUZA, R. R. *O sistema público de saúde brasileiro.* Brasília, DF: Ministério da Saúde, 2002.

Sistema Único de Saúde (SUS)

Objetivos de aprendizagem

Ao final deste capítulo, você deverá apresentar os seguintes aprendizados:

- Reconhecer a estrutura do Sistema Único de Saúde (SUS) e suas principais normativas.
- Identificar seus princípios e diretrizes.
- Destacar os avanços e desafios do SUS.

Introdução

O Sistema Único de Saúde (SUS) tem como princípio basilar a universalização do acesso às ações e serviços de saúde, garantindo que todos os cidadãos tenham direito de acesso aos serviços de saúde, sem privilégios ou exclusões, e sejam atendidos conforme suas necessidades, de forma resolutiva, considerando-se ainda as necessidades coletivas.

Com o passar dos anos, o processo de implantação e consolidação do SUS, desde sua concepção na Constituição Federal, em 1988, vem sendo objeto de sucessivos instrumentos normativos, com objetivo de regulamentar o sistema e colocar em prática seus objetivos, diretrizes e princípios.

Neste capítulo, você estudará os aspectos do SUS, criado em 1988 pela Constituição Federal Brasileira, e que se constitui como um dos maiores sistemas públicos de saúde do mundo, que se propõe a garantir o acesso universal, integral e gratuito a todos os brasileiros. Assim, será abordada a história do SUS, seus princípios, pressupostos, avanços e desafios.

Principais normativas do novo sistema

O SUS foi criado pela Constituição Federal de 1981 e regulamentado pelas leis 8.080/90 e 8.142/90, relativas à participação da população nos serviços (BRASIL, 1990a, 1990b).

A Constituição, em seu art. 198, criou o SUS com base nas seguintes considerações:

- a saúde é um direito de todos e um dever do Estado;
- o acesso às ações e serviços de promoção, prevenção e recuperação da saúde é universal e igualitário, ou seja, todos têm direito.

E foi definido da seguinte maneira:

- descentralização, com direção única em cada esfera de governo;
- atendimento integral, com prioridade para as atividades de prevenção, sem prejuízo dos serviços assistenciais;
- participação da comunidade.

Após sua criação, houve a necessidade de regulamentação, que ocorreu em 1990, com a promulgação das duas Leis Orgânicas da Saúde: a Lei 8.080/90, que dispõe sobre as condições para a promoção, proteção e recuperação da saúde, a organização e o funcionamento dos serviços correspondentes e dá outras providências, e a Lei 8.142/90, que dispõe sobre a participação da comunidade na gestão do SUS e sobre as transferências intergovernamentais de recursos financeiros na área da saúde e dá outras providências.

A organização estruturante dos princípios e diretrizes do SUS

Os princípios e diretrizes do SUS estão na Constituição Federal de 1988, regulamentados e confirmados no capítulo II, artigo 7° da lei 8.080/90 (BRASIL, 1990):

> **Art. 7º**. As ações e serviços públicos de saúde e os serviços privados contratados ou conveniados que integram o Sistema Único de Saúde - SUS são desenvolvidos de acordo com as diretrizes previstas no artigo 198 da Constituição Federal, obedecendo ainda aos seguintes princípios.

I - universalidade de acesso aos serviços de saúde em todos os níveis de assistência;
II - integralidade de assistência, entendida como conjunto articulado e contínuo das ações e serviços preventivos e curativos, individuais e coletivos, exigidos para cada caso em todos os níveis de complexidade do sistema;
III - preservação da autonomia das pessoas na defesa de sua integridade física e moral;
IV - igualdade da assistência à saúde, sem preconceitos ou privilégios de qualquer espécie;
V - direito à informação, às pessoas assistidas, sobre sua saúde;
VI - divulgação de informações quanto ao potencial dos serviços de saúde e a sua utilização pelo usuário;
VII - utilização da epidemiologia para o estabelecimento de prioridades, a alocação de recursos e a orientação programática;
VIII - participação da comunidade;
IX - descentralização político-administrativa, com direção única em cada esfera de governo:
a) ênfase na descentralização dos serviços para os municípios;
b) regionalização e hierarquização da rede de serviços de saúde;
X - integração em nível executivo das ações de saúde, meio ambiente e saneamento básico;
XI - conjugação dos recursos financeiros, tecnológicos, materiais e humanos da União, dos Estados, do Distrito Federal e dos Municípios na prestação de serviços de assistência à saúde da população;
XII - capacidade de resolução dos serviços em todos os níveis de assistência; e
XIII - organização dos serviços públicos de modo a evitar duplicidade de meios para fins idênticos.

São no total 13 princípios/diretrizes, dos quais, dar-se-á destaque aos mais "importantes":

O **princípio de universalidade** determina a saúde como um direito de cidadania, ao ser definido pela Constituição Federal como um direito de todos e um dever do Estado. Com a instituição do princípio de universalidade, todas as pessoas passaram a ter direito de acesso às ações e aos serviços de saúde, serviços esses que antes eram restritos aos indivíduos segurados à previdência social ou àqueles que eram atendidos na rede privada.

O **princípio de integralidade** fundamenta-se no entendimento de que as pessoas têm o direito de serem atendidas no conjunto de suas necessidades, individuais e coletivas, e que os serviços de saúde devem estar organizados de modo a oferecer todas as ações requeridas por essa atenção integral. Dessa forma, o SUS deve desenvolver ações, em relação ao ambiente e às pessoas, destinadas à promoção, à proteção e à recuperação da saúde, bem como à reabilitação.

Por meio da **equidade** objetiva-se diminuir as diferenças sociais, o que é caracterizado como o princípio de justiça social. O princípio de equidade destaca-se por assegurar e considerar as diferenças entre os diversos grupos de indivíduos, alocando recursos onde as carências são maiores, a partir de uma característica redistributiva. O princípio de equidade corresponde, portanto, a oferecer mais a quem mais precisa, de forma a dar condições para que todos tenham a mesma possibilidade (Figura 1).

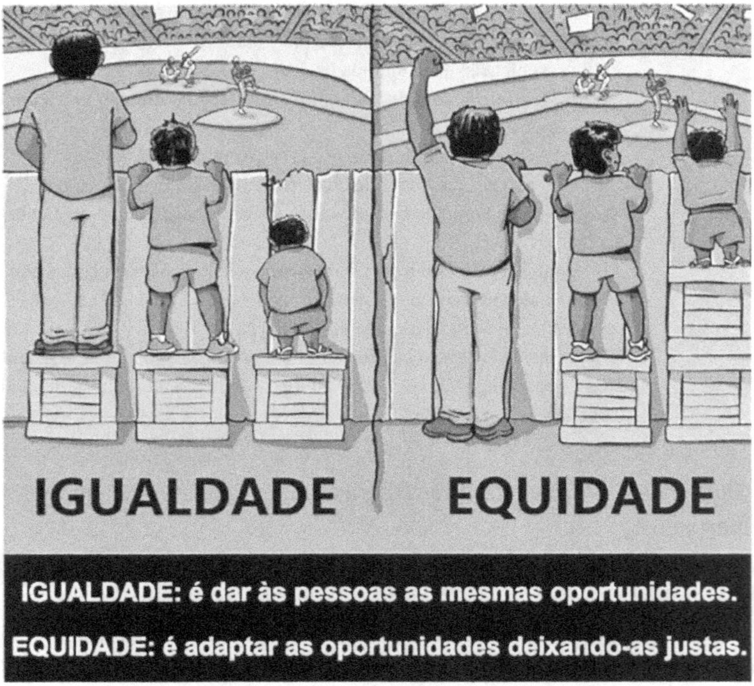
IGUALDADE
EQUIDADE
IGUALDADE: é dar às pessoas as mesmas oportunidades.
EQUIDADE: é adaptar as oportunidades deixando-as justas.

Figura 1. Ilustração da diferença entre igualdade e equidade.
Fonte: Porcari (2018).

As diretrizes do novo sistema de saúde serviram de base para estruturar as mudanças necessárias, fortalecendo a descentralização, de forma que cada município passasse a gerir as ações em saúde segundo as necessidades locais.

Avanços e desafios do SUS

Descentralização da gestão do SUS

A descentralização politico-administrativa, através da municipalização, promoveu a reorganização dos serviços e ações em saúde, a redistribuição de poder e competências, bem como a responsabilização dos municípios na promoção de mudanças no modelo assistencial, no planejamento, na organização, no controle, na avaliação e na gestão dos serviços públicos de saúde de seu território. É uma estratégia para minimizar as desigualdades regionais. Ela prevê não apenas a transferência, da esfera federal para as demais esferas, da responsabilidade de execução das ações, mas trata-se também de efetuar a descentralização de recursos financeiros e de poder.

Durante a década de 1990, ocorreram os principais avanços do processo de descentralização do setor saúde no Brasil. A esfera municipal tornou-se a principal responsável pela gestão da rede de serviços de saúde no país e pela prestação direta da maioria das ações e programas.

No início da mesma década, em que o país vivia sob impacto da crise fiscal e escassez de recursos, foram incluídas na agenda preocupações como a eficiência, a eficácia e a efetividade da ação governamental, além da qualidade dos serviços. Nesse mesmo período, a descentralização ganhou força: o que antes enfatizava a transferência de atribuições para ganho de eficiência, passou a integrar a dimensão de redistribuição do poder, tencionando a desburocratização e a hierarquização dos processos decisórios.

A importância da ação municipal desde a década de 1990, principalmente na área social, chama atenção para um conjunto de abordagens inovadoras e, também, para o estabelecimento de novas esferas de participação e negociações entre os atores, nos cenários das políticas públicas. A diversidade das características dos municípios no Brasil fez com que a descentralização não ocorresse de forma homogênea. Esse mesmo fator interferiu também na capacidade dos municípios em assumir a gestão. Mesmo assim, a descentralização favoreceu novos arranjos institucionais como a promoção de ações intersetoriais integradas, diminuindo a fragmentação das ações em parceria com outros níveis de governo e com governos de outros municípios.

A descentralização pode ser vista também como facilitadora para o controle social da saúde e para a participação popular. A participação popular se dá, sobretudo, nos Conselhos Municipais, Estaduais e Nacional de Saúde e nas respectivas Conferências de Saúde, realizadas a cada quatro anos. As Conferências e os Conselhos são constituídos por gestores, profissionais de saúde, usuários do sistema (50%), e outras entidades/pessoas representativas, de forma paritária, e têm, dentre outras, a função de formular as diretrizes da política de saúde e de acompanhar sua execução.

Arranjo institucional e processo decisório do SUS

O sistema se organiza mediante a integração das ações e dos serviços de saúde entre os entes federados, na conformação da rede dessas ações e desses serviços, as chamadas redes de atenção à saúde.

Ao analisar o SUS em suas estruturas, suas competências e seus serviços, abrangendo a organização em regiões de saúde, a hierarquização, segundo os níveis de complexidade de serviços, a competência constitucional e as desigualdades entre os entes federativos e as instâncias de decisão, constata-se uma interdependência no âmbito do SUS, que deve integrar seus serviços uns com os outros nas regiões de saúde.

Regionalização da assistência à saúde

A regionalização no Sistema Único de Saúde constitui estratégia prioritária para garantir o direito à saúde, reduzir desigualdades sociais e territoriais, promover a equidade e a integralidade da atenção, racionalizar os gastos, otimizar os recursos e potencializar o processo de descentralização.

Oferece também os meios para melhorar a coordenação e a integração do cuidado em saúde e seus custos e proporciona escala mais adequada e maior participação dos cidadãos no processo de tomada de decisão.

Apesar de ser uma importante ação estruturante do SUS, a Regionalização apresenta desafios, tais como as dificuldades para integrar e coordenar as ações e serviços em diferentes espaços geográficos, com distintas gestões para atender às necessidades de saúde e demandas da população na escala, na qualidade e com os custos adequados.

O sistema se organiza mediante a integração das ações e dos serviços de saúde entre os entes federados, na conformação das redes dessas ações e desses serviços, as chamadas redes de atenção à saúde.

Espaços de governança do SUS

As Comissões Intergestores foram legitimadas como uma inovação de gestão na política de saúde e constituem-se como espaços de negociação, planejamento e decisão permanentes nas questões operacionais da descentralização e na construção de pactos nacionais, estaduais e regionais no SUS. Esse modelo de gestão compartilhada entre entes federativos corrobora com a construção coletiva e traz o tema da saúde para o centro da articulação política, tornando-o protagonista na agenda de desenvolvimento do país. É uma oportunidade para fortalecer a governança nesses espaços e priorizar a responsabilização dos entes, de modo que a tomada de decisão na gestão tenha transparência e busque o acesso integral a assistência à saúde.

Consideremos o cenário brasileiro a partir dos anos 1990, em que houve um grande esforço no sentido de se construir um modelo de saúde e da definição de papéis para cada esfera de governo, em que se desenvolveram estruturas, tecnologias e mecanismos institucionais de relacionamento entre os gestores no SUS e destes para com a sociedade, determinando o papel de cada um desses entes e sua função gestora.

Os gestores atuam em duas vertentes imbricadas: o âmbito político e o âmbito técnico, sendo que, no âmbito político, o principal compromisso é com a população: o gestor é um ator no exercício da gestão da saúde voltado para o interesse público e não para interesses particulares ou privados. Assim, vale destacar a participação e o papel dos conselhos nacionais de representação dos gestores estaduais (CONASS) e municipais (CONASEMS), espaços formais na relação entre os entes federados e sua participação nas CITs, CIBs e CIRs (Figura 2) e os colegiados de participação da sociedade (conselhos de saúde permanentes e deliberativos), que integram a estrutura decisória no SUS (BRASIL, 2009).

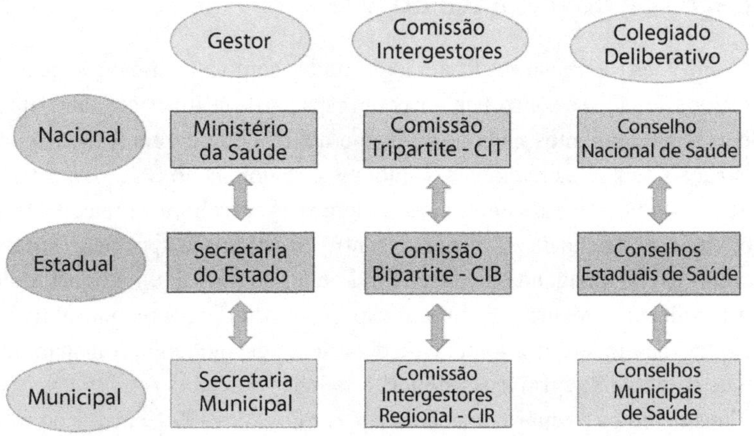

Figura 2. Representação da estrutura institucional onde ocorrem as decisões e os rumos das políticas públicas de saúde.

As Comissões Intergestores constituem-se como espaços de negociação, planejamento e decisão permanente nos aspectos operacionais da descentralização e na construção de pactos nacionais, estaduais e regionais no SUS.

Recursos Financeiros

Os percentuais de investimento financeiro dos municípios, estados e União no SUS são definidos atualmente pela Lei Complementar nº 141, de 13 de janeiro de 2012, resultante da sanção presidencial da Emenda Constitucional 29 (BRASIL, 2012). Por esta lei, municípios e Distrito Federal devem aplicar anualmente, no mínimo, 15% da arrecadação dos impostos em ações e serviços públicos de saúde, cabendo aos estados 12%. No caso da União, o montante aplicado deve corresponder ao valor empenhado no exercício financeiro anterior, acrescido do percentual relativo à variação do Produto Interno Bruto (PIB) do ano antecedente ao da lei orçamentária anual.

A movimentação dos recursos financeiros é realizada com os Fundos de Saúde, que se constituirão em unidades orçamentárias e gestoras dos recursos da saúde. Outro debate que se levanta a partir do subfinanciamento da saúde é a relação entre o público e o privado, já que recursos públicos acabam sendo repassados ao setor privado.

A queda da participação dos recursos federais no financiamento da saúde pública reduz o papel exercido pelo governo federal na determinação da política de saúde e aumenta a dos municípios, o que justifica o aumento crescente da preocupação dos gestores municipais, fato que tende ao agravamento, considerando a promulgação da Emenda Constitucional nº 95 de 15 de dezembro de 2016, que congelou os gastos com saúde por 20 anos e estabeleceu limites desfavoráveis de correção dos no financiamento da saúde (BRASIL, 2016).

Ainda sobre mudanças no financiamento do SUS, no dia 28 de dezembro de 2017 foi publicada, em Edição Extra do Diário Oficial da União, a Portaria nº 3.992, de 28/12/2017. Essa Portaria trata do financiamento e da transferência dos recursos federais para as ações e os serviços públicos de saúde do SUS (BRASIL, 2017).. Essa Portaria trata do financiamento e da transferência dos recursos federais para as ações e os serviços públicos de saúde do SUS (BRASIL, 2017).

A Portaria traz um novo modelo de financiamento do SUS, que vai transferir para estados e municípios a responsabilidade de decidir em quais programas e serviços de saúde serão aplicados os recursos repassados pelo governo federal, e começou a valer a partir de janeiro de 2018.

Desde a publicação da Portaria nº 204/2007, os blocos de financiamento sempre se caracterizaram por serem blocos financeiros, tendo uma conta corrente vinculada a cada um dos 5 blocos de custeio: atenção básica, média e alta complexidade ambulatorial e hospitalar, assistência farmacêutica, vigilância em saúde e gestão do SUS, e o Bloco de Investimento (BRASIL, 2007).

A nova Portaria traz expressivas mudanças, entre elas a junção dos antigos blocos de financiamento de custeio em um único bloco, mantendo-se grupos de ações dentro do Bloco de Custeio. Esses grupos de ações deverão refletir a vinculação, ao final de cada exercício, do que deu origem ao repasse do recurso, bem como o estabelecido no Plano de Saúde e na Programação Anual de Saúde dos entes.

Exercícios

1. O Decreto nº 7.508, de 28 de junho de 2011, regulamenta a Lei nº 8.080 e dispõe sobre a organização do SUS, apresentando diversos dispositivos para isto. Qual é possível excluir?
   a) Região de Saúde.
   b) Rede de Atenção Psicossocial à Saúde (RAPS).
   c) Comissões Intergestores (CIT/CIB/CIR).
   d) Contrato Organizativo da Ação Pública da Saúde (COAP).
   e) Mapa da saúde.
2. Baseado na seção Saúde, prevista na Constituição Federal, é correto afirmar que:
   a) conforme o Art. 196, a saúde é um direito de todos e dever do Estado, que se responsabiliza exclusivamente por ações e serviços para a sua promoção, proteção e recuperação.
   b) são diretrizes do SUS a descentralização, o acesso à informação e o direito equânime à saúde.
   c) apesar de existir a Lei nº 8.142, de 28 de dezembro 1990, que dispõe sobre a participação da comunidade na gestão do SUS, na seção sobre saúde da Constituição Federal não há referência sobre a participação da comunidade.
   d) entre as competências do Art. 200 para o SUS estão: a) executar as ações de vigilância sanitária e epidemiológica, bem como as de saúde do trabalhador e b) controlar e fiscalizar procedimentos, produtos e substâncias de interesse para a saúde e participar da produção de medicamentos, equipamentos, imunobiológicos, hemoderivados e outros insumos.
   e) conforme a Constituição, as atribuições do SUS basicamente se resumem a atender pessoas carentes que não têm condições de pagar planos privados.
3. As Normas Operacionais Básicas deram as condições necessárias para que Estados e municípios pudessem assumir as novas atribuições de gestão, definindo também os critérios para repasses de recursos Fundo a Fundo. Sobre as NOBs, é correto afirmar que:
   a) a NOB 91 é a que altera os critérios de transferência automática de recursos para implantar o Piso de Atenção Básica (PAB).
   b) a NOB 91 tem como principal característica a presença de Estados e municípios como gestores dos serviços de saúde.
   c) é a NOB 93 que cria instâncias colegiadas de decisão através das Comissões Intergestores.
   d) as Comissões Intergestores se dividem em três na NOB 93: Bipartite, Tripartite e Regional.
   e) ao contrário do movimento das NOB 91 e 93, o texto da NOB 96 preconiza a centralização do SUS.
4. Quais das alternativas, a seguir, são diretrizes do SUS?
   a) Divulgação de informações quanto ao potencial dos

serviços de saúde e a sua utilização pelo usuário; utilização da epidemiologia para o estabelecimento de prioridades, alocação de recursos, orientação programática e participação da comunidade.

b) Preservação da autonomia das pessoas na defesa de sua integridade física e moral, igualdade da assistência à saúde, com privilégios e direito à informação às pessoas assistidas sobre sua saúde.

c) Divulgação de informações quanto ao potencial dos serviços de saúde e a sua utilização pelo usuário, utilização da epidemiologia para o estabelecimento de prioridades, a alocação de recursos e orientação programática e desigualdade da assistência à saúde, beneficiando os que têm menos.

d) Integração em nível executivo das ações de saúde, meio ambiente e saneamento básico, conjugação dos recursos financeiros, tecnológicos, materiais e humanos da União e dos municípios na prestação de serviços de assistência à saúde da população e capacidade de resolução dos serviços em todos os níveis de assistência.

e) Universalidade de acesso aos serviços de saúde em todos os níveis de assistência, descentralização político-administrativa com direção única em cada esfera de governo e participação da comunidade.

5. No texto "O Sistema Único de Saúde, 20 anos: balanço e perspectivas", a autora Telma Maria Gonçalves Menicucci nos apresenta avanços e desafios do SUS. Nesse sentido, é correto afirmar que:

a) na perspectiva da organização da assistência, o desafio do SUS era substituir os modelos de livre demanda por um modelo hospitalocêntrico de qualidade.

b) o Programa de Agentes Comunitários de Saúde (PACS) e o Programa Saúde da Família (PSF) foram as primeira medidas mais efetivas para superar o modelo de atenção hospitalocêntrico e garantir o acesso universal.

c) com o crescimento de dispositivos de atenção básica (AB), a proporção de óbitos por diarreia passa de 4,13% em 1990 para 10,83% em 2005.

d) após mais de 20 anos de SUS, o desafio de pensar o financiamento para a viabilização de um sistema público e universal já não é mais um nó do SUS.

e) a autora aponta como perspectiva de avanços do SUS a liberação de atuação do setor privado de saúde cada vez mais livre, sem regulações burocráticas.

Referências

BRASIL. Constituição (1988). *Constituição da República Federativa do Brasil*. Brasília, DF: Senado Federal, 1998.

BRASIL. *Emenda Constitucional nº 95, de 15 de dezembro de 2016*. Altera o Ato das Disposições Constitucionais Transitórias, para instituir o Novo Regime Fiscal, e dá outras providências. Brasília, DF, 2016. Disponível em: <http://www.planalto.gov.br/ccivil_03/constituicao/emendas/emc/emc95.htm>. Acesso em: 03 mar. 2018.

BRASIL. *Lei nº 8.080, de 19 de setembro de 1990*. Dispõe sobre as condições para a promoção, proteção e recuperação da saúde, a organização e o funcionamento dos serviços correspondentes e dá outras providencias. Brasília, DF, 1990a. Disponível em: <http://www.planalto.gov.br/ccivil_03/leis/l8080.htm>. Acesso em: 03 mar. 2018.

BRASIL. *Lei n. 8.142, de 28 de dezembro de 1990*. Dispõe sobre a participação da comunidade na gestão do Sistema Único de Saúde (SUS) e sobre as transferências intergovernamentais de recursos financeiros na área da saúde e dá outras providências. Brasília, DF, 1990b. Disponível em: <http://www.planalto.gov.br/ccivil_03/leis/l8142.htm>. Acesso em: 03 mar. 2018.

BRASIL. *Lei Complementar nº 141, de 13 de janeiro de 2012*. Regulamenta o § 3o do art. 198 da Constituição Federal para dispor sobre os valores mínimos a serem aplicados anualmente pela União, Estados, Distrito Federal e Municípios em ações e serviços públicos de saúde; estabelece os critérios de rateio dos recursos de transferências para a saúde e as normas de fiscalização, avaliação e controle das despesas [...]. Brasília, DF, 2012. Disponível em: <http://www.planalto.gov.br/ccivil_03/leis/lcp/lcp141.htm>. Acesso em: 03 mar. 2018.

BRASIL. Conselho Nacional de Secretarias Municipais de Saúde. *Reflexões aos novos gestores municipais de saúde*. Brasília, DF: CONASEMS, Conselho Nacional de Secretarias Municipais de Saúde Distrito, 2009.

BRASIL. *Decreto nº 7.508, de 28 de junho de 2011*. Regulamenta a Lei nº 8080, de 19 de setembro de 1990, para dispor sobre a organização do Sistema Único de Saúde - SUS, o planejamento da saúde, a assistência à saúde e a articulação interfederativa, e dá outras providências. Brasília, DF, 2011. Disponível em: <http://www.planalto.gov.br/ccivil_03/_ato2011-2014/2011/decreto/d7508.htm>. Acesso em: 03 mar. 2018.

BRASIL. Ministério da Saúde. *Portaria nº 2.203 de 1996*. Brasília, DF, 1996. Disponível em: <http://bvsms.saude.gov.br/bvs/saudelegis/gm/1996/prt2203_05_11_1996.html>. Acesso em: 03 mar. 2018.

BRASIL. *Portaria nº 204, de 29 de janeiro de 2007*. Regulamenta o financiamento e a transferência dos recursos federais para as ações e os serviços de saúde, na forma de blocos de financiamento, com o respectivo monitoramento e controle. Brasília, DF, 2007. Disponível em: <http://bvsms.saude.gov.br/bvs/saudelegis/gm/2007/prt0204_29_01_2007_comp.html>. Acesso em: 03 mar. 2018.

BRASIL. *Portaria nº 3.991, de 28 de dezembro de 2017.* Habilita o Estado, Município ou Distrito Federal a receber recursos destinados à aquisição de equipamentos e materiais permanentes para estabelecimentos de saúde. Brasília, DF, 2017. Disponível em: <http://portalfns.saude.gov.br/images/pdfs/PT-3992-2017.pdf>. Acesso em: 03 mar. 2018.

PORCARI, R. *Igualdade e equidade.* 18 jan. 2018. Disponível em: <https://professor-rafaelporcari.com/2018/01/18/igualdade-e-equidade/>. Acesso em: 03 mar. 2018.

Leituras recomendadas

ARCARI, J. M. Qualidade da elaboração do relatório de gestão nos municípios da região de saúde 29: vales e montanhas. 2015. 42 f. Monografia (Especialização em Gestão em Saúde)- Escola de Administração, Universidade Federal do Rio Grande do Sul, Porto Alegre, 2015.

ARCARI, J. M. Gestão no Sistema Único de Saúde: análise do contrato de um centro de referência em oftalmologia localizado no interior do Rio Grande do Sul. In: DIAS; M. T. G. et al. (Org.). *Informação gerando conhecimento para a gestão em saúde*: relato de experiências. Rio Grande do Sul, UFRGS; SGTES, 2013. p. 110-118.

ARCARI, J. M.; RITTER, F.; MARTINS, A. B. Avaliação da satisfação dos usuários da atenção básica do Sistema Único de Saúde. In: BULGARELLI, A. F. et al. (Org.). *Redes de atenção à saúde*: práticas, experiências e propostas na gestão da saúde coletiva. Porto Alegre: Rede UNIDA, 2016. p. 337-352.

BULGARELLI, A. F. et al. (Org.). *Redes de atenção à saúde*: práticas, experiências e propostas na gestão da saúde coletiva. Porto Alegre: Rede UNIDA, 2016.

FARAH, M. F. S. Parcerias, novos arranjos institucionais e políticas públicas no nível local de governo. *Revista de Administração Pública (RAP)*, Rio de Janeiro, v. 35, n. 1, p. 119-144, jan. fev. 2001.

MOIMAZ, S. A. S. et al. Satisfação e percepção do usuário do SUS sobre o serviço público de saúde. *Physis*: Revista de Saúde Coletiva, Rio de Janeiro, v. 20, n. 4, p. 1419-1440, 2010.

PAIM, J. S.; SILVA, L. M. V. da. Universalidade, integralidade, equidade e SUS. *BIS. Boletim do Instituto de Saúde (Impresso)*, Brasília, DF, v. 12, n. 2, p. 109-114, 2010.

RONCALLI, A. G. O desenvolvimento das políticas públicas de saúde no Brasil e a construção do Sistema Único de Saúde. In: PEREIRA, A. C. (Org.). *Odontologia em Saúde Coletiva*: planejando ações e promovendo saúde. Porto Alegre: Artmed, 2003. p. 28-49.

SHIMIZU, H. E. et al. Representações sociais dos conselheiros municipais acerca do controle social em saúde no SUS. *Ciência & Saúde Coletiva*, Rio de Janeiro, v. 18, n. 8, p. 2275-2284, 2013.

SILVA, S. F. da. Organização de redes regionalizadas e integradas de atenção à saúde: desafios do Sistema Único de Saúde (Brasil). *Ciência & Saúde Coletiva*, Rio de Janeiro, v. 16, n. 6, p. 2753-2762, 2011.

Práticas assistenciais formais e informais

Objetivos de aprendizagem

Ao final deste capítulo, você deve apresentar os seguintes aprendizados:

- Descrever as formas de organização do sistema de atenção no Brasil.
- Discutir as práticas assistenciais formais e informais, identificando limites e possibilidades.
- Analisar criticamente os desafios e perspectivas do processo de trabalho em saúde coletiva.

Introdução

A população, quando enferma, recorre aos vários sistemas de saúde oferecidos, biomédicos e tradicionais, mas utilizam também a medicina popular, sistemas médico-religiosos ou, ainda, a vários sistemas concomitantemente ao longo do processo de doença e cura. Tendo isso em vista, faz-se necessário refletir e repensar essas práticas como uma possibilidade de tratamento, além da sua utilização de forma errônea, substituindo muitas vezes o tratamento tradicional.

Neste capítulo, você vai aprender sobre as práticas assistenciais formais e informais inseridas na organização do sistema de saúde e fora dele, bem como sobre os desafios do processo de trabalho em saúde.

As formas de organização do sistema de atenção no Brasil

O modelo assistencial de uma região ou país evidencia como são organizadas as ações de atenção à saúde, além da articulação entre os diversos recursos físicos, tecnológicos e humanos disponíveis para resolver os problemas de saúde. O Sistema Único de Saúde (SUS) é um sistema integrado, organizado em rede de forma regionalizada e hierarquizada, refletindo o modelo de atenção à saúde no Brasil.

A organização dos serviços de saúde perpassa 3 grandes conjuntos de ações e serviços do SUS: a atenção básica (o programa de agentes comunitários de saúde, a estratégia da família e as unidades básicas e ambulatórios hospitalares); a média complexidade (unidades ambulatoriais e hospitalares especializadas, públicas e privadas); e as redes de alta complexidade (referência nacional em várias especialidades médicas).

A organização dos sistemas de saúde sob a forma de redes integradas é a melhor estratégia para garantir atenção integral, efetiva e eficaz às populações assistidas.

A Rede de Atenção à Saúde (RAS) tem como objetivo a integrar as ações e os serviços de saúde para prover uma atenção de forma integral, com qualidade, humanizada e em consonância com os princípios e diretrizes do SUS. Ela fortalece as relações entre a Atenção Básica e a hospitalar, de forma a compor os sistemas de referência e contra-referência e a implantar as linhas de cuidado.

Mendes (2010) conceitua as RAS como as organizações dos serviços de saúde, vinculados entre si com objetivos comuns e por uma ação cooperativa e interdependente, que permite ofertar uma atenção contínua e integral a determinada população, que seja coordenada pela atenção primária à saúde.

Ao contrário da forma de trabalho em sistemas de saúde hierárquicos, de formato piramidal e organizados segundo a complexidade de cada nível de atenção (primária, de média e de alta complexidade), as RAS ofertam serviços contínuos no âmbito dos diferentes níveis de atenção à saúde (Figura 1). Assim, para a RAS, um pronto-socorro e um centro de especialidades, por exemplo, são igualmente importantes. A RAS assume que a Unidade básica de saúde ou estratégia de saúde da família seja a principal porta de entrada do usuário no sistema de saúde, para posteriormente ser responsável por coordenar o encaminhamento dos usuários pelos outros pontos de atenção da rede quando suas necessidades de saúde não puderem ser atendidas somente por ações e serviços da Atenção Primária em Saúde (APS).

A RAS tem o intuito de manter o vínculo com os usuários através de ações de promoção da saúde, prevenção de agravos, entre outros, mesmo que outros cuidados estejam sendo oferecidos também em outros pontos de atenção da rede. O planejamento, as ações, os serviços e programações em saúde devem basear-se no diagnóstico da população ligada à equipe de saúde. A composição multiprofissional das equipes de saúde é necessária porque os problemas e doenças muitas vezes são de causas várias e complexas, e necessitam de diferentes olhares e saberes profissionais. Porém, mais do que a multiprofissionalidade, a ação interdisciplinar dessa equipe deve ser um objetivo a ser estabelecido, de modo a garantir o compartilhamento e a responsabilidade da prática de saúde entre os membros da equipe.

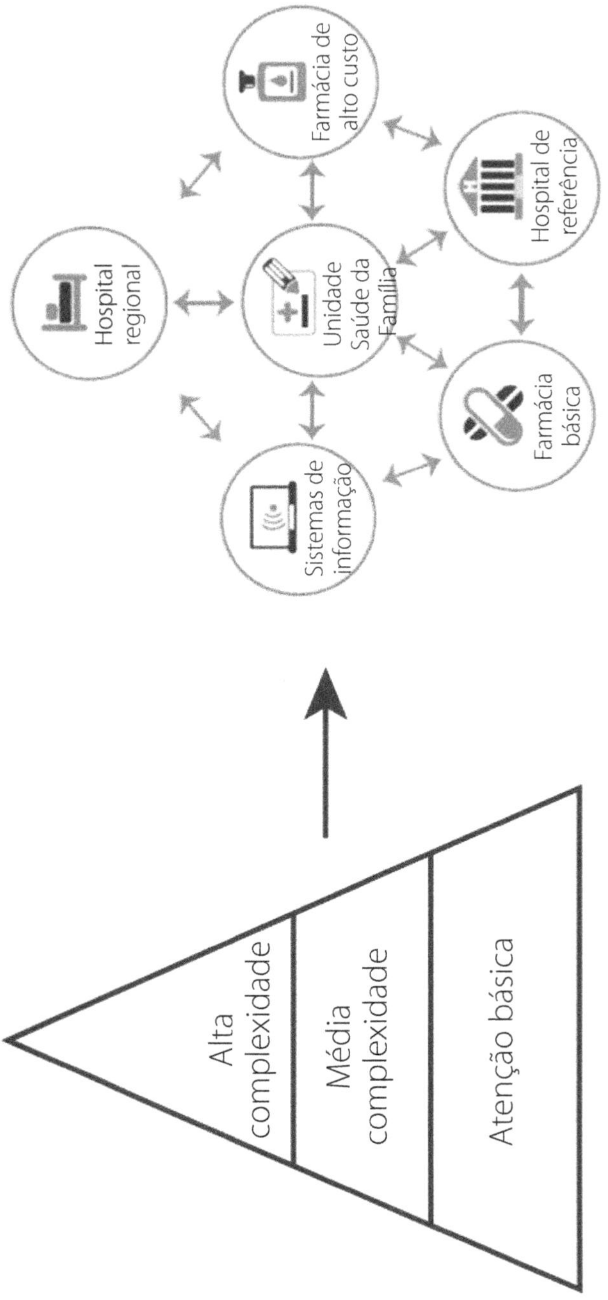

Figura 1. Mudança dos sistemas piramidais e hierárquicos para as Redes de Atenção à Saúde.

Fonte: Adaptada de Mendes (2010).

Exemplo

Uma paciente vai até um posto de saúde com queixas de cefaleia. Como ela tem outras manifestações clínicas sugestivas de AVC é encaminhada a uma emergência de um hospital próximo. Lá faz trombólise, fica 3 dias na UTI e depois mais 5 dias na unidade de internação. Como desenvolveu uma lesão por pressão é encaminhada novamente ao posto para seguir acompanhamento médico e de enfermagem para a sua patologia, o AVC e a lesão. Apresenta insuficiência renal pelo agravamento da hipertensão e DM, é encaminhada ao hospital especializado com serviço de hemodiálise. Segue acompanhamento no posto de saúde para tratamento da lesão por pressão.

Fique atento

Estão sendo implantadas redes temáticas de atenção à saúde no Brasil, entre elas: a Rede Cegonha, a Rede de Atenção à Urgência e Emergência, a Rede de Atenção Psicossocial e Rede de Cuidados à Pessoa com Deficiência.

Limites e possibilidades das práticas assistenciais formais e informais

A saúde e a doença são termos que ao longo dos anos vêm apresentando modificações. O conceito inicial de saúde como a ausência de doenças é muito raso. Pode-se compreender melhor como um bem-estar físico, social, emocional, psicológico e espiritual. Da mesma forma, a doença não pode ser entendida apenas por um distúrbio biológico, com sinais e sintomas, pela dor ou por algo aparente. Esse processo saúde-doença envolve também os aspectos culturais e faz com que os grupos sociais, na sua ânsia de cura, procurem formas alternativas de assistência que não sejam apenas as oferecidas pelo modelo biomédico. Muitas utilizam saberes leigos, como o remédio que a vizinha usou e fez efeito, ou ainda saberes sagrados, como o de benzedeiras.

Considerando a complexidade e a evolução que as práticas em saúde despontariam nos anos seguintes, Kleinman (1986) reduz esses níveis a apenas dois: os níveis informais, praticados por pessoas leigas; e os formais, que seriam as práticas devidamente regulamentadas e executadas por profissionais formados e com estudos na área de expertise da terapia.

O informal representa aquele cuidado que inicia na família, e é a mulher/mãe quem normalmente assume esse papel. Muitas vezes, esse cuidado advém do amor, do zelo e da admiração e traz consigo informações, crenças e superstições de como prover assistência aos doentes. Nessa concepção, várias atitudes são tomadas em relação a dieta, comportamentos e uso de substâncias, como chás e remédios caseiros. Frases como "meu pai fumou a vida toda e morreu com 90 anos", "comer manga e beber leite ao mesmo tempo pode matar", "criança gorda é criança forte", "minha bisavó tomava esse chá e ficava bem" são muito comuns e tornam-se muitas vezes verdades absolutas e hábitos de vida. A automedicação é muito utilizada nesse setor, pois as pessoas costumam contar com orientações de leigos, como o vizinho usou e ficou bem, porque curou o cachorro do dono do mercado. Esse cuidado informal é importante num aspecto inicial de assistência, porém pode ser prejudicial à saúde, impedindo o tratamento adequado ou ainda provocando consequências graves e irreversíveis. Os grupos de autoajuda podem estar inseridos nesse setor, pois muitos contam com o apoio de orientação de ex-etilistas, ex-drogaditos ou ainda voluntários.

O popular é representado por especialistas em cuidados de saúde de formas de cura sagradas ou seculares. Pode-se incluir nesse setor: homeopatia, fitoterapia, tarólogos, videntes, curandeiros e outros. O conhecimento cultural que vem de tribos indígenas, afrodescendentes e orientais domina esse setor. O mundo ocidental vem absorvendo esse conhecimento oriental e assumindo essas práticas como tratamento adjuvante em diversas enfermidades, como é o caso da acupuntura. E aqui também podemos incluir a visão da espiritualidade no processo saúde-doença. Muitas áreas da medicina estudam a influência da espiritualidade, da fé e da oração na recuperação de enfermos. Na cardiologia existem linhas de pesquisa estudando a relação da espiritualidade e das doenças cardiovasculares. Sob esse ponto de vista, os curandeiros e curandeiras, o pai e a mãe de santo e os pastores e pastoras tornam-se pessoas importantes e referências no tratamento dos indivíduos.

O formal ou profissional compreende o conjunto de profissões organizadas legalmente e direcionadas para os cuidados de saúde, como é o caso dos médicos, enfermeiros, técnicos de enfermagem, fisioterapeutas, nutricionistas, dentistas e outros. Na saúde coletiva, o trabalho multiprofissional e interprofissional é fundamental para o atendimento à população.

Dentro do contexto da formalidade, desde 2006, com a implementação das Práticas Integrativas em Saúde, terapias como a Fitoterapia, Homeopatia e Acupuntura passaram a ser consideradas formais, e os conselhos profissionais passaram a regulamentar a prática e formação oficial nas diversas áreas de terapia reconhecidas.

Ainda na concepção de formalidade, pode-se dividir em nível formal tradicional de saúde, aqui representado pelo tratamento clínico convenciona,l e nível formal complementar de saúde, aqui representado pelas Práticas Integrativas e Complementares.

Os profissionais do setor formal têm contato diário com hábitos, atitudes e crenças dos setores informais e popular. É necessário que ocorra uma visão holística do usuário, contemplando os fatores culturais que ele traz.

A assistência informal e a popular são usuais e importantes em locais distantes de grandes centros, sem recursos médicos, ou ainda em populações vulneráveis. Podem ser utilizadas por serem economicamente mais viáveis, por apresentarem histórico de experiências benéficas com aquela substância, procedimento ou técnica, que anteriormente ajudou ou curou algum conhecido. Porém, é importante salientar que o uso da assistência informal ou popular não deve ser exclusivo. Recomenda-se que o serviço tradicional (profissional) não seja abandonado e que as terapias alternativas sejam utilizadas de forma complementar.

Link

Acesse o link ou o código para ler o artigo *Crenças em saúde: uma abordagem cultura.*

https://qrgo.page.link/3fDC7

Desafios e possibilidades do processo de trabalho em saúde coletiva

O processo de trabalho é o modo como as nossas atividades profissionais são desenvolvidas e realizadas. O trabalho é formado pelas inúmeras atividades que a pessoa executa, através dos meios de produção, sobre algum objeto, podendo transformá-lo ou torná-lo útil de alguma forma.

O modelo de saúde hegemônico no Brasil é centrado no hospital, hierarquizado, fragmentado, superespecializado e centrado no médico. Isso deve ser modificado, conforme o modelo de redes integradas de saúde, onde a organização dos processos de trabalho na atenção passe a ser integral, multiprofissional e interdisciplinar. É necessário atentar para as necessidades do usuário e não apenas para os procedimentos e especificidades dos profissionais. Na atenção primária, as diferentes categorias profissionais com distintas formações devem trabalhar para o desenvolvimento, através do acolhimento, da responsabilidade com a integralidade e a resolutividade das necessidades dos usuários. Em contrapartida, os profissionais precisam incentivar a autonomia por parte da população e/ou do indivíduo cuidado, a fim de potencializar os resultados e ampliar a capacidade de autocuidado com a saúde.

A população precisa reconhecer que a atenção básica é a porta inicial na rede de atenção. Para isso, é necessário que essa seja acessível, justa, resolutiva, integral, responsável, identifique a vulnerabilidade humana, que tenha escuta qualificada e que estimule a participação social. O usuário é o objeto e o agente no processo de trabalho. Ele deve envolver-se ativamente, fornecendo informações sobre sua saúde e cumprindo com as orientações que podem mudar seus hábitos de vida (parar de fumar, emagrecer, etc.).

O alívio de suas queixas, desconfortos e sofrimentos, bem como a recuperação de sua capacidade psicofisiológica são necessidades que os indivíduos mais frequentemente apresentam às equipes. As equipes de saúde da família são formadas pelo médico de família ou generalista, enfermeiro, auxiliar de enfermagem e agentes comunitários de saúde. Esses precisam ter competência e conhecimentos pertinentes a suas áreas, porém também precisam trabalhar de forma interdisciplinar.

O prédio, a área estrutural e os equipamentos das unidades de saúde são condições que permitem ou não que alguns dos objetivos do trabalho em Atenção Básica à Saúde sejam atingidos.

A Figura 2 traz um esquema sobre o processo de trabalho em saúde. Se pensarmos em uma campanha de vacinação, por exemplo: os agentes serão os profissionais de saúde, os objetos a população, os meios serão as unidades básicas, estratégias de saúde da família e postos itinerantes de vacinação, os insumos serão as vacinas e a finalidade é a cobertura vacinal.

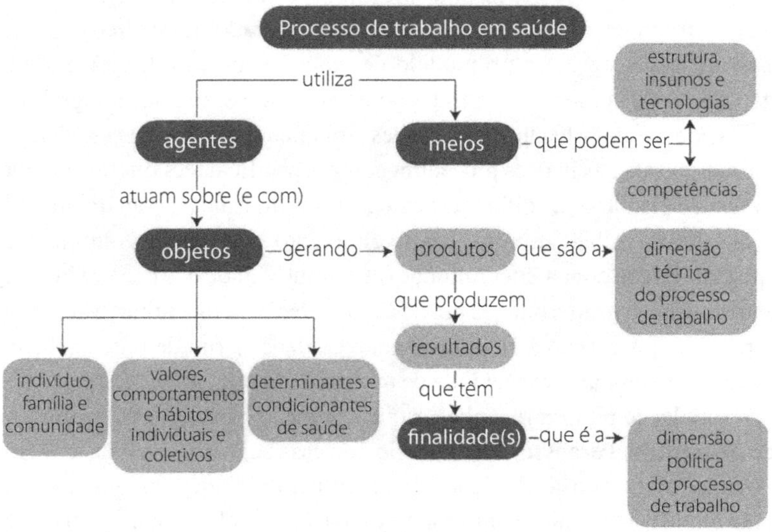

Figura 2. Processo de trabalho em saúde.
Fonte: Faria et al. (2009).

Os desafios no processo de trabalho são imensos, lidar com uma estrutura sucateada, poucos recursos, pouco reconhecimento, falta de profissionais e má gestão. Porém a organização e a integração das equipes e o modo como cada um trabalha e executa suas tarefas influenciará na qualidade da assistência prestada. As possibilidades vêm do esforço conjunto, da valorização, do fazer e de políticas públicas.

Exercícios

1. Uma criança está com febre de 39 °C, dor e placas esbranquiçadas na garganta e dificuldade para deglutir. Qual é o local de assistência de saúde disponível no Brasil mais recomendado para atender esse paciente?

a) Emergência de um hospital geral.

b) Uma Unidade de Pronto Atendimento (UPA).

c) Uma unidade básica.

d) Ambulância.

e) Emergência de um hospital pediátrico.

2. A utilização de um analgésico sem prescrição médica pode ser considerada como uma prática de assistência:

a) Popular.
b) Formal.
c) Informal.
d) Tradicional.
e) Profissional.

3. A assistência informal existe porque:

a) As pessoas preferem se automedicar a procurar um médico.
b) A população não tem a sua disposição serviços de saúde que possam atendê-los.
c) Está presente culturalmente e tem ligação com o cuidado familiar.
d) Tem melhores resultados do que os tratamentos formais.
e) É preferível optar pela homeopatia do que pela assistência formal.

4. No processo de trabalho em saúde coletiva é imprescindível que os profissionais da equipe:

a) Trabalhem bem, cada um na sua área.
b) Tenham o mesmo conhecimento.
c) Tenham conhecimentos e competência individuais, sem a necessidade de discutir as ações.
d) Tenham conhecimentos e competências individuais, porem trabalhem de forma interdisciplinar.
e) Entendam que o médico detém todo o conhecimento.

5. Com base no conteúdo apresentado, pode-se inferir que:

a) Os xamãs existem porque já tem muito médico disponível e não resolvem as demandas dos pacientes.
b) A acupuntura é uma prática formal.
c) Os chás resolvem muitos males e devem substituir diversos medicamentos.
d) A assistência formal existe, mas não anula as formas alternativas de cuidado.
e) A assistência informal deve substituir a formal.

Referências

FARIA, H. et al. *Processo de trabalho em saúde*. 2. ed. Belo Horizonte: NESCON/UFMG; Coopmed, 2009. Disponível: <https://www.nescon.medicina.ufmg.br/biblioteca/imagem/1790.pdf>. Acesso em: 04 mar. 2018.

KLEINMAN, A. *Patients and healers in the context of culture*. Los Angeles: University of California Press, 1980.

MENDES, E. V. As redes de atenção à saúde. *Ciência & Saúde* Coletiva, Rio de Janeiro, v. 5, n. 15, p. 2297-2305, 2010.

SANTANA, M. da G.; ERDMANN, A. L. Crenças em saúde: uma abordagem cultural. *Cogitare Enfermagem*, Curitiba, v. 5, n. 2, p. 7-14, 2000. Disponível em: <http://revistas.ufpr.br/cogitare/article/view/44878/27301>. Acesso em: 05 mar. 2018.

Leitura recomendada

LANGDON, E. J.; WIIK, F. B. Antropologia, saúde e doença: uma introdução ao conceito de cultura aplicado às ciências da saúde. *Revista Latino-Americano de Enfermagem*, Ribeirão Preto, v. 18, n. 3, p. 173-181, maio/jun. 2010. Disponível em: <http://www.scielo.br/pdf/rlae/v18n3/pt_23.pdf>. Acesso em: 03 mar. 2018.

Pacto pela vida, em defesa do SUS e pela gestão

Objetivos de aprendizagem

Ao final deste capítulo, você deve apresentar os seguintes aprendizados:

- Descrever os Pactos pela Vida, Defesa do Sistema Único de Saúde (SUS) e Gestão.
- Discutir a organização dos Pactos nas três esferas em que se organizam.
- Reconhecer as áreas prioritárias dos Pactos e o papel dos atores envolvidos neste processo.

Introdução

O Pacto de Saúde, instituído em 2006 no Brasil, é visto como um processo de descentralização e organização de uma rede regionalizada e hierarquizada de ações do Sistema Único de Saúde (SUS). Em suas esferas, estabelece prioridades no cumprimento de metas sanitárias, com ênfase na atenção primária, e dá autonomia aos Estados e aos municípios em relação aos processos normativos do SUS.

Neste capítulo, você vai descrever o pacto da saúde e os componentes do pacto pela vida em defesa do SUS e pela gestão nas três esferas em que se organizam, bem como as suas áreas prioritárias.

Pacto pela Vida, Pacto em Defesa do SUS e Pacto pela Gestão

O SUS foi instituído em 1988 com o intuito de oferecer a todo cidadão brasileiro acesso integral, universal e gratuito a serviços de saúde.

Como modelo, ao longo dos anos, o SUS apresentou avanços e também dificuldades. Em 2003, o Conselho Nacional de Secretários de Saúde (CONASS) solicitou ao Ministério da Saúde (MS) uma revisão dos processos normativos do SUS, pois o Conselho acreditava que o MS deveria contemplar a diversidade do Brasil, tanto em relação à área geográfica como em relação à distribuição das doenças e necessidades de saúde próprias de cada local (BRASIL, 2006a).

Para que isso ocorresse seria necessário um levantamento das necessidades de cada região, o estabelecimento de prioridades, a definição de diretrizes, a mediação política e o comprometimento das esferas municipal, estadual e federal com essas demandas.

Dessa forma, os gestores do SUS assumem o compromisso público da construção do Pacto pela Saúde, de 2006, previsto para ser revisado anualmente, respeitando os princípios constitucionais do SUS e dando ênfase às necessidades de saúde da população. A portaria nº 399, de 22 de fevereiro de 2006, divulga o Pacto pela Saúde 2006 — realizando a consolidação do SUS e aprovando as diretrizes operacionais do referido pacto (BRASIL, 2006b).

O Pacto pela Saúde é visto como um processo de descentralização e organização de uma rede regionalizada e hierarquizada de ações e serviços e da qualificação da gestão do SUS (BRASIL, 2006c), evidenciado na Figura 1.

Para a organização e a definição de prioridades articuladas e integradas, o pacto de saúde foi desmembrado em três componentes: o Pacto pela Vida, o Pacto em Defesa do SUS e o Pacto de Gestão do SUS.

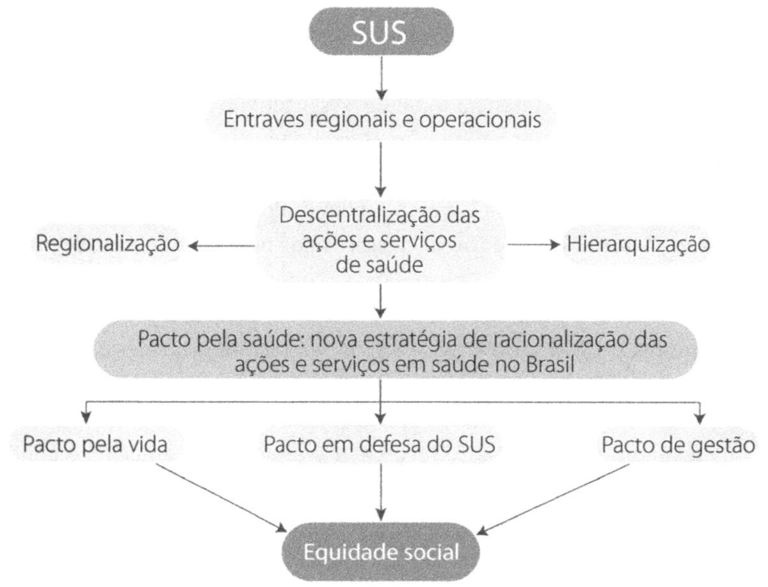

Figura 1. Pacto pela saúde: uma estratégia para viabilizar a equidade em saúde no Brasil.
Fonte: Fadel et al. (2009, p. 450).

A organização dos Pactos nas esferas da União, estadual e municipal

A implantação do Pacto pela Saúde em suas dimensões – Pacto pela vida, em defesa do SUS e de Gestão – proporciona a concretização de acordos entre as três esferas de gestão do SUS que promovem inovações nos métodos e instrumentos de gestão, com o intuito de ter uma maior efetividade (BRASIL, 2006c).

As mudanças geradas a partir do pacto se dão com a intenção de fortalecer os processos de cooperação e solidariedade entre entes federados (União, estados e municípios) e reafirmam os princípios constitucionais do SUS. As inovações estão presentes na ênfase dada às pactuações regionais celebradas e gerenciadas nos colegiados regionais de saúde, na medida em que se toma a regionalização como eixo estruturante de organização das redes de atenção à saúde, para possibilitar atenção integral ao usuário. São melhor definidas as responsabilidades sanitárias dos três níveis de governo na implantação de políticas estratégicas como Regulação, Educação na Saúde, Gestão do

Trabalho, Participação e Controle Social, entre outras. No financiamento, os repasses de recursos federais, antes feitos por programas específicos, passam a ser realizados em cinco blocos: Atenção Básica, Atenção Média e Alta Complexidade, Vigilância à Saúde, Assistência Farmacêutica e Gestão do SUS, garantindo maior adequação às realidades locais.

A organização, a direção e a gestão do SUS devem ser exercidas concomitantemente pelos conselhos de saúde e pelo poder executivo em cada esfera do governo. A articulação entre os gestores nos diferentes níveis de atuação viabiliza-se por meio de dois colegiados: a Comissão Intergestores Tripartite (CIT) e a Comissão Intergestores Bipartite (CIB). A CIT é constituída por representantes do MS e do CONASS. Já a CIB integra representantes da Secretaria de Saúde (SES) e do Conselho Estadual de Secretários Municipais de Saúde (CONESS). O MS faz a proposição de políticas, da participação do confinanciamento, a cooperação técnica, a avaliação, a regulação, o controle e a fiscalização. Já a CIT faz a pactuação de diretrizes e normas a serem deliberadas pela CIB (Figura 2).

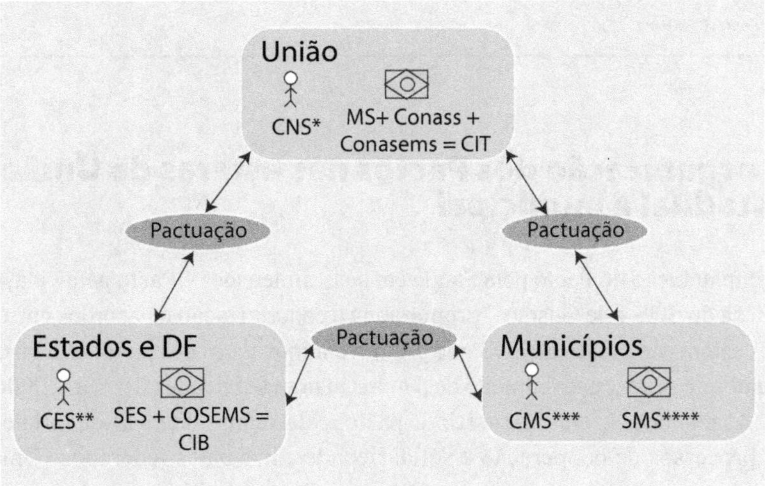

*CNS - Conselho Nacional de Saúde; **CES - Conselho Estadual de Saúde; ***CMS - Conselho Municipal de Saúde; ****SMS - Secretaria Municipal de Saúde.

Figura 2. Pacto pela saúde: uma estratégia para viabilizar a equidade em saúde no Brasil.
Fonte: adaptada de Fadel et al. (2009, p. 450).

Áreas prioritárias no Pacto e atores envolvidos neste processo

Os três segmentos do Pacto pela Saúde têm prioridades a serem cumpridas através de ações estratégicas. Essas prioridades são realizadas através de metas nacionais, estaduais, regionais ou municipais, podendo ainda prioridades estaduais ou regionais serem agregadas a prioridades nacionais, conforme a necessidade.

A seguir, serão abordadas as prioridades e as ações estratégicas desenvolvidas em cada um dos segmentos, conforme as Diretrizes operacionais dos Pactos pela Vida, em Defesa do SUS e de Gestão (BRASIL, 2006c):

Pacto pela Vida

O Pacto pela Vida é o compromisso entre os gestores do SUS em torno de prioridades que apresentam impacto sobre a situação de saúde da população brasileira. Os estados/regiões/municípios devem pactuar as ações necessárias para o alcance das metas e dos objetivos propostos a seguir.

Saúde do idoso

Considera-se idoso a pessoa com 60 anos ou mais. Deve-se: implantar a Política Nacional de Saúde da Pessoa Idosa, buscando a atenção integral e uma promoção do envelhecimento ativo e saudável. A implantação de serviços de atenção domiciliar e um acolhimento preferencial em unidades de saúde, respeitado o critério de risco, com um provimento de recursos capaz de assegurar qualidade da atenção à saúde da pessoa idosa e com formação e educação permanente dos profissionais de saúde do SUS na área de saúde da pessoa idosa.

Controle do câncer de colo de útero e de mama

Deve-se: obter uma cobertura de 80% para o exame preventivo do câncer do colo de útero, conforme protocolo, em 2006; ampliar para 60% a cobertura de mamografia e realizar a punção em 100% dos casos necessários, conforme protocolo. Incentivo da realização da cirurgia de alta frequência técnica que utiliza um instrumental especial para a retirada de lesões ou parte do colo uterino comprometidas com o menor dano possível.

Redução da mortalidade materna e infantil

Deve-se: reduzir a mortalidade neonatal em 5%, reduzir em 50% os óbitos por doença diarréica e 20% por pneumonia, em 2006; criar de comitês de vigilância do óbito em 80% dos municípios com população acima de 80.000 habitantes; reduzir em 5% a razão de mortalidade materna, garantindo insumos e medicamentos para tratamento das síndromes hipertensivas no parto.

Fortalecimento da capacidade de respostas às doenças emergentes e endemias, com ênfase na dengue, hanseníase, tuberculose, malária e influenza

- **Dengue:** reduzir a menos de 1% a infestação predial por Aedes aegypti em 30% dos municípios prioritários até 2006;
- **Hanseníase:** atingir o patamar de eliminação enquanto problema de saúde pública, ou seja, menos de 1 caso por 10.000 habitantes em todos os municípios prioritários, em 2006;
- **Tuberculose:** atingir pelo menos 85% de cura de casos novos de tuberculose bacilífera diagnosticados a cada ano;
- **Malária:** reduzir em 15% a Incidência Parasitária Anual, na região da Amazônia Legal, em 2006;
- **Influenza:** implantar plano de contingência, unidades sentinelas e o sistema de informação – (SIVEP-GRIPE), em 2006.

Promoção da saúde

Elaborar e implantar a Política Nacional de Promoção da Saúde, com ênfase na adoção de hábitos saudáveis por parte da população brasileira, de forma a internalizar a responsabilidade individual da prática de atividade física regular, alimentação saudável e combate ao tabagismo.

Fortalecimento da atenção básica

Consolidar e qualificar a estratégia da Saúde da Família como modelo de atenção básica à saúde e como centro coordenador das redes de atenção à saúde do SUS.

A Portaria GM/MS nº 325, de 21 de fevereiro de 2008 (BRASIL, 2008), estabelece as prioridades, os objetivos e as metas do Pacto pela Vida para 2008. Considerando a revisão das prioridades, objetivos e metas do Pacto pela Vida e os indicadores de monitoramento e avaliação do Pacto pela Saúde, acrescenta no Pacto a vida as seguintes prioridades:

- Saúde do trabalhador: ampliar a Rede Nacional de Atenção Integral à Saúde do Trabalhador (RENAST), articulada entre o MS, as SESs e SMSs, a partir da revisão da Portaria G/M Número 2.437 de 07/12/2005. Apoiar estados e municípios na capacitação de profissionais em Saúde do Trabalhador.
- Saúde mental: ampliar cobertura de Centros de Atenção Psicossocial (CAPS). Beneficiar pacientes de longa permanência em Hospitais Psiquiátricos por meio do Programa de Volta para Casa (PVC).
- Fortalecimento da capacidade de resposta do sistema de saúde às pessoas com deficiência: implantação e implementação das Redes Estaduais de Serviços de Reabilitação para o atendimento das pessoas com deficiência auditiva.
- Atenção integral às pessoas em situação ou risco de violência: implantar redes de atenção e proteção a pessoas em situação de violência doméstica e sexual que contemplem: crianças, adolescentes, adultos, idosos, pessoas com deficiência, pessoas com transtornos mentais e trabalhadores, de ambos os sexos. Ampliar a cobertura da Ficha de Notificação/Investigação de Violência Doméstica, Sexual e/ou Outras Violências.
- Saúde do homem: promover a saúde integral do homem.
- No item de fortalecimento da capacidade de resposta às doenças emergentes e endemias, acrescentou:
  - Hepatite: ampliar a cobertura da população brasileira com ações de vigilância, prevenção e controle das hepatites virais.
  - Aids: reduzir a incidência de Aids em menores de 5 anos.

O Pacto em Defesa do SUS

O trabalho dos gestores das três esferas de governo e dos outros atores envolvidos nesse Pacto deve considerar as seguintes diretrizes:

- Expressar os compromissos entre os gestores do SUS com a consolidação da Reforma Sanitária Brasileira, explicitada na defesa dos princípios do SUS estabelecidos na Constituição Federal.
- Desenvolver e articular ações, no seu âmbito de competência e em conjunto com os demais gestores, que visem qualificar e assegurar o SUScomo política pública.

As prioridades do Pacto em Defesa do SUS são:

- Implementar um projeto permanente de mobilização social com a finalidade de:
  - Mostrar a saúde como direito de cidadania e o SUS como sistema público universal garantidor desses direitos.
  - Alcançar, no curto prazo, a regulamentação da Emenda Constitucional nº 29, pelo Congresso Nacional.
  - Garantir, no longo prazo, o incremento dos recursos orçamentários e financeiros para a saúde.
  - Aprovar o orçamento do SUS, composto pelos orçamentos das três esferas de gestão, explicitando o compromisso de cada uma delas.
  - Elaborar e divulgar a carta dos direitos dos usuários do SUS.

O Pacto de Gestão do SUS

Estabelece diretrizes para a gestão do sistema nos aspectos: Descentralização; Regionalização; Financiamento; Planejamento; Programação Pactuada e Integrada (PPI); Regulação; Participação e Controle Social; Gestão do Trabalho e Educação na Saúde.

As prioridades do Pacto de Gestão são:

- Definir de forma inequívoca a responsabilidade sanitária de cada instância gestora do SUS: federal, estaduais e municipais, superando o atual processo de habilitação.
- Estabelecer as diretrizes para a gestão do SUS, com ênfase na descentralização; Regionalização.
- Financiamento; Programação Pactuada e Integrada.
- Regulação; Participação e Controle Social; Planejamento; Gestão do Trabalho e Educação na Saúde.

Fique atento

Em 2009, por meio da Portaria 2048 de 03 de setembro, que aprova o REGULAMENTO DO SISTEMA ÚNICO, a Portaria 399/2006 é REVOGADA. Contudo, o Pacto e seus componentes foram inclusos como anexo III e IV da portaria 2048/2009, o que evidencia a importância dos componentes do Pacto pela Saúde (BRASIL, 2009).

Exercícios

1. A Portaria nº 399/GM/2006 – divulga o Pacto pela Saúde 2006. Para a sua implantação deve-se considerá-lo em seus três segmentos:
   a) Pacto pela Saúde do Homem, Pacto pela Educação em Saúde e Pacto em Defesa do SUS.
   b) Pacto pela Manutenção da Vida, Pacto em Defesa do SUS e Pacto pela Gestão.
   c) Pacto pela Vida, Pacto em Defesa do SUS e Pacto de Gestão.
   d) Pacto pela Vida, Pacto na Manutenção do SUS e Pacto de Gestão.
   e) Pacto pela Vida, Pacto pelo SUS e Pacto pela Saúde da criança.
2. O Pacto pela Vida foi estabelecido com o intuito de atender as questões relacionadas à saúde da população. Em qual dos casos a seguir é abordada uma das prioridades estabelecidas nesse pacto?
   a) Mãe leva a filha de 4 anos na Unidade Básica para receber as vacinas conforme calendário vacinal.
   b) Trabalhador de uma indústria é atendido em unidade de Pronto Atendimento com amputação da falange distal de dedo indicador.
   c) Senhora de 55 anos apresenta manchas pelo corpo e é atendida na Unidade Básica de Saúde, precisando ser encaminhada a um dermatologista por suspeita de câncer de pele.
   d) Paciente com diagnóstico de leptospirose recebe atendimento e tratamento na Unidade Básica de Saúde, recebendo orientações em relação ao controle de roedores e medidas sanitárias na ocorrência de alagamentos em seu bairro.
   e) Paciente com tosse persistente por um mês, expectoração e febre é atendido em uma unidade básica de saúde. Através dos exames de RX de tórax e escarro é evidenciado tuberculose. Sai da unidade com os tuberculostáticos e será acompanhado pela equipe da unidade.
3. Uma senhora de 75 anos, com suspeita de câncer em mama esquerda, foi realizar biópsia agendada com urgência e, ao chegar ao ambulatório médico, foi chamada antes das duas mulheres mais jovens que aguardavam atendimento. Qual (is) prioridade (s) do Pacto pela vida de 2006 está (ão) sendo evidenciada (s) nesse caso?
   a) Atendimento à saúde da mulher.
   b) Atendimento à saúde da mulher trabalhadora.
   c) Saúde do idoso e controle do câncer de mama e ovário.
   d) Saúde do idoso e promoção a saúde.
   e) Controle diagnóstico do câncer de mama e saúde da mulher.
4. Em relação ao Pacto de Saúde de 2006, a Portaria GM/MS nº 325, de 21 de fevereiro de 2008 acrescenta novas prioridades ao Pacto pela Vida. Qual caso a seguir aborda alguma dessas prioridades?
   a) Mulher com 40 anos, sofrendo de distúrbio bipolar foi

encaminhada pela Unidade Básica de Saúde ao Centro de Atenção Psicossocial para atendimento especializado.

b) Criança de 7 anos, asmática, foi atendida em uma Unidade Básica de Saúde, recebeu medicação e será acompanhada pela equipe

c) Mulher de 35 anos, com nódulo palpável em mama esquerda no autoexame foi atendida pela equipe de Estratégia da Saúde e encaminhada para realizar mamografia urgente.

d) Idoso chega a uma Unidade de Pronto Atendimento e consegue ficha como atendimento prioritário.

e) Equipe da Estratégia de Saúde da Família faz uma visita domiciliar para avaliar a puérpera e o neonato de 6 dias.

5. Quais os princípios do SUS que impulsionaram a construção do Pacto da Saúde de 2006 e que foram exploradas pelo Pacto em Defesa pela Vida, em Defesa do SUS e pela Gestão?

a) Equidade, universalidade e descentralização.

b) Universalidade, integralidade e regionalização.

c) Regionalização e preservação da autonomia.

d) Gratuidade e regionalização.

e) Descentralização, regionalização e hierarquização.

Referências

BRASIL. Conselho Nacional de Secretários de Saúde (CONASS). *Nota Técnica n. 13/06*: para entender o Pacto pela Saúde 2006. Brasília, DF: CONASS, 2006a. v. 4. Disponível em: <http://sites.multiweb.ufsm.br/residencia/images/Disciplinas/Nota%20Tcnica%20CONASS%20-%20Pacto.pdf>. Acesso em: 29 mar. 2018.

BRASIL. Ministério da Saúde. *Portaria GM 399 de 22 de fevereiro de 2006*. Divulga o Pacto pela Saúde 2006 - Consolida o SUS e aprova as diretrizes operacionais do referido Pacto, 2006b. Disponível em: <http://bvsms.saude.gov.br/bvs/saudelegis/gm/2006/prt0399_22_02_2006.html>. Acesso em: 11 mar. 2018.

BRASIL. Ministério da Saúde. Secretaria Executiva. Departamento de Apoio à Descentralização. Coordenação-Geral de Apoio à Gestão Descentralizada. *Diretrizes operacionais dos Pactos pela Vida, em Defesa do SUS e de Gestão*. Brasília, DF: Ministério da Saúde, 2006c. (Série Impactos pela Saúde, v.1). (Série A. Normas e Manuais Técnicos). Disponível em: <http://www.gespublica.gov.br/sites/default/files/documentos/sus.pdf>. Acesso em: 11 mar. 2018.

BRASIL. Ministério da Saúde. Gabinete do Ministério. *Portaria nº 325/GM, de 21 de fevereiro de 2008*. Estabelece prioridades, objetivos e metas do Pacto pela Vida para 2008, os indicadores de monitoramento e avaliação do Pacto pela Saúde e as orientações, prazos e diretrizes para a sua pactuação. Brasília, DF, 2008. Disponível em: <http://www.rio.rj.gov.br/dlstatic/10112/5127629/4132782/Portarian.325GMde21defevereirode2008.pdf>. Acesso em: 11 mar. 2018.

BRASIL. Ministério da Saúde. *Portaria nº 2.048, de 3 de setembro de 2009.* Aprova o Regulamento do Sistema Único de Saúde (SUS). Brasília, DF, 2009. Disponível em: <http://bvsms.saude.gov.br/bvs/saudelegis/gm/2009/prt2048_03_09_2009.html>. Acesso em: 15 mar. 2018.

FADEL, C. B. et al. Administração pública: o pacto pela saúde como uma nova estratégia de racionalização das ações e serviços em saúde no Brasil. *Revista de Administração Pública*, v. 43, n. 2, p. 445-456, mar./abr. 2009. Disponível em: <http://www.scielo.br/pdf/rap/v43n2/v43n2a08.pdf>. Acesso em: 11 mar. 2018.

Leitura recomendada

ACIOLE, G. G. Falta um pacto na Saúde: elementos para a construção de um Pacto Ético-Político entre gestores e trabalhadores do SUS. *Saúde em Debate*, v. 36, n. 95, p. 684-694, out./dez. 2012. Disponível em: <https://www.scielosp.org/article/ssm/content/raw/?resource_ssm_path=/media/assets/sdeb/v36n95/a21v36n95.pdf>. Acesso em: 29 mar. 2018.

Processo de Trabalho em Saúde

Objetivos de aprendizagem

Ao final deste capítulo, você deverá apresentar os seguintes aprendizados:

- Descrever o processo de Trabalho em Saúde.
- Identificar as Tecnologias do Trabalho em Saúde.
- Reconhecer o Plano Terapêutico Singular e o Fluxo Descritor como Tecnologias para o trabalho em Saúde Coletiva.

Introdução

A organização e a gestão dos processos de trabalho em saúde, em especial do trabalho de uma equipe na atenção básica, constituem um dos eixos centrais da reordenação da atenção à saúde no Sistema Único de Saúde (SUS). Nesse cenário, é extremamente relevante o conhecimento do processo de trabalho em geral e do processo de trabalho em saúde em particular.

Neste capítulo, serão abordados os componentes e a organização dos processos de trabalho, de forma a proporcionar os subsídios para uma reflexão crítica sobre o tema.

Processo de Trabalho em Saúde e o SUS

O sistema de saúde brasileiro, o SUS, é fruto de movimentos da sociedade civil organizada e de trabalhadores da saúde durante a redemocratização do país. As reivindicações do movimento sanitarista foram apresentadas na 8ª Conferência Nacional de Saúde, em 1986, aprovando a proposta de criação do novo sistema de saúde no Brasil, com a finalidade de fortalecer o cuidado de saúde (RONCALLI, 2003). Mais tarde, foi instituído o SUS, através da Constituição Federal de 1988, que pressupõe compreender a saúde como um direito de cidadania, amparado por um conjunto de elementos doutrinários e organizativos: os princípios da universalização, da equidade, da integralidade, da descentralização, da hierarquização e da participação social.

O novo sistema de saúde propôs mudanças profundas no modo de planejar, organizar e gerir as ações e serviços de saúde. O princípio basilar de integralidade é alicerçado no entendimento de que as pessoas têm o direito de serem atendidas no conjunto de suas necessidades, tanto individuais quanto na coletividade, e de que os serviços de saúde devem estar organizados de modo a ofertar essa atenção integral à população (ALMEIDA, 2013).

Processo de trabalho

Na busca da compreensão sobre trabalho, pode-se fazer a inferência de que seja aplicação das atividades físicas e/ou intelectuais na execução de alguma obra. Esse pensamento remete a entender o trabalho como uma atividade exclusivamente humana, por utilizar de forças físicas e intelectuais com o propósito de atingir um objetivo (AMORA, 2009).

Chamamos de processo de trabalho a forma como desenvolvemos nossas atividades profissionais, o modo como realizamos o nosso trabalho. Pode-se dizer que o trabalho é o conjunto de procedimentos, e que o processo de trabalho é um conjunto de saberes, instrumentos e meios, tendo como sujeitos os profissionais que se organizam para produzir serviços de modo a prestar assistência individual e coletiva para a obtenção de produtos e resultados decorrentes de sua prática, sendo esse um produto que pretensamente tenha alguma utilidade.

A reflexão contínua sobre a natureza do processo de trabalho e sua modificação é uma peculiaridade marcante da humanidade e assume uma parte central do processo de evolução humana. O grau de dificuldade da reflexão aumenta quanto mais complexo o processo de trabalho, e, quanto menos sistematizado ele for, mais difícil será refletir sobre ele.

Processo de trabalho em saúde

O conceito de processos de trabalho em saúde foi desenvolvido inicialmente com base no trabalho médico. No início dos anos 1980, esse conceito passou a ser utilizado para o estudo de processos de trabalho específicos de outras áreas profissionais em saúde, sendo que o novo sistema de saúde trouxe consigo a necessidade de mudanças nos processos de trabalho dos trabalhadores de saúde.

O processo de trabalho em saúde diz respeito ao processo da produção e consumo de serviços de saúde, que envolve usuários, profissionais de saúde, tecnologias e recursos humanos. Nesse sentido, os processos de trabalho em saúde passam a ser multidisciplinares e multiprofissionais, e, ainda, serviços intersetoriais, ou seja, que envolvem outros setores para que se atinja o princípio da integralidade do cuidado.

Cabe aqui também ressaltar a formação dos profissionais que atuam na saúde, e o quanto o espaço acadêmico está contribuindo com a construção e a valorização de saberes que vão além dos relacionados a procedimentos operacionais padrão, construindo alternativas que visam aproximar os mundos, formando profissionais com competência para melhorar os processos de trabalho, adequando seus serviços às necessidades dos usuários (VARGAS, 2012).

Nos processos de trabalho em saúde, é fundamental e insubstituível que os trabalhadores tenham governabilidade no modo de fazer assistência. Entende-se que são espaços de micropolítica, onde os trabalhadores fazem a gestão de si mesmos e de seus processos de trabalho e, contudo, submetem-se a certos processos de captura normativa que estão instituídos sobre esse trabalho. Mesmo assim, há um trânsito contínuo de saberes e fazeres que permeiam o seu trabalho diário, fortalecendo as práticas no ambiente micro-organizacional ou de microgestão, conferindo ao trabalhador liberdade de ação sobre seu processo de trabalho (MERHY, 2002).

A sociedade está em constante transformação, o que vêm ocorrendo também, de maneira significativa, no campo da saúde, tanto no processo saúde-doença-cuidado, como nas práticas e na organização da produção em saúde, uma vez que a prática cotidiana é permeada por constantes mudanças.

Fique atento

Para dar conta de suas responsabilidades, a atenção básica lida com problemas altamente complexos do cotidiano das pessoas utilizando poucos equipamentos.

Saiba mais

Nos processos de trabalho em saúde, tem-se ressaltado que as organizações de saúde devem ser espaços de produção de bens e serviços para os usuários, assim como espaços de valorização do potencial e incentivo dos diversos atores desses serviços: gestores, trabalhadores e usuários.

Processo de trabalho em saúde na Atenção Básica

O setor saúde tem que responder à multiplicidade de necessidades, às demandas por intervenções tecnológicas, permeadas por constante inovações, à necessidade de intervenção em todos os níveis de atenção, como atenção básica, de média e alta complexidade, e também atuar nos espaços aonde as pessoas vivem, a comunidade e sua prática cotidiana, que também é permeada por constantes mudanças, proporcionando uma atenção que leve em conta a integralidade do ser humano, a qualidade de vida e a promoção da saúde.

Para atender a essas demandas de saúde, o modelo assistencial vem se firmando tendo por foco de atenção a família e a comunidade. A Atenção Básica vem dedicando esforços à atenção à saúde, considerando o meio ambiente, o estilo de vida e a promoção da saúde como seus fundamentos básicos. Em decorrência disso, na cobertura dos diversos segmentos coletivos, surge a Estratégia da Saúde da Família (ESF) como o modelo de atenção para atender as necessidades de saúde da população.

Como exposto anteriormente, o processo de trabalho na prestação de serviços se diferencia, em alguns aspectos, do processo de trabalho na produção de bens e produtos. Neste momento, falaremos de especificidades da prestação de serviços na saúde especialmente na Atenção Básica à Saúde. Primeiramente, enfatizaremos que os processos de trabalho na Atenção Básica restringem-se ao esquema geral dos processos de trabalho, com a característica específica de ser uma produção de serviços e não de bens de consumo.

Entre as peculiaridades dos processos de trabalho em saúde está que o usuário é o objeto do processo de trabalho e também um agente no processo. É evidente que ele deve estar ativamente envolvido no processo para que mudanças ocorram, por exemplo, fornecendo informações ou cumprindo recomendações que implicam, muitas vezes, em mudanças de hábitos de vida.

Os trabalhadores de saúde que atuam na atenção básica sabem que os objetivos dos usuários com relação aos serviços de atenção básica estão relacionados à realização de consultas e exames e à medicalização dos problemas e, por outro, ultrapassam as possibilidades de uma solução apenas biomédica ou tecnoassistencial. Para a resolução dessas contradições, é necessário o desenvolvimento e a utilização de tecnologias próprias à Atenção Básica à Saúde. Dentre essas, dá-se destaque para:

- considerar a necessidade de atenção e cuidado para com todas as demandas dos usuários;
- ampliar a capacidade dos profissionais para lidar com as dimensões psíquica e social (cultural, profissional, econômica, etc.) dos indivíduos, inclusive as suas próprias, que interagem;
- ampliar as capacidades comunicativas e gerenciais dos profissionais, necessárias para a atuação em comunidade e para a organização da assistência.

Assim sendo, se por um lado há a necessidade de dispor das edificações das unidades de saúde e outros equipamentos utilizados na atenção básica à saúde, por outro há mais condições que permitem ou não que alguns dos objetivos do trabalho em Atenção Básica à Saúde sejam atingidos. Por exemplo. ter ou não ter na unidade de saúde: uma mesa ginecológica, uma balança, acesso à base de dados dos sistemas de informação em saúde e uma sala de reuniões são condições que podem contribuir, pelo menos em parte, para o sucesso ou não de uma atividade, de um programa ou projeto.

A instituição dos saberes e sua organização em práticas de saúde coletiva deve dar-se mediante a conformação de núcleos e de campos, sendo o Núcleo uma aglutinação de conhecimentos específicos. O núcleo demarca a identidade de uma área de saber e de prática profissional; e o campo, um espaço de limites imprecisos onde cada disciplina e profissão buscariam em outras o apoio para cumprir suas tarefas teóricas e práticas, buscando na interdisciplinaridade a resolução de processos nas práticas de saúde coletiva (CAMPOS, 2000) (Figura 1).

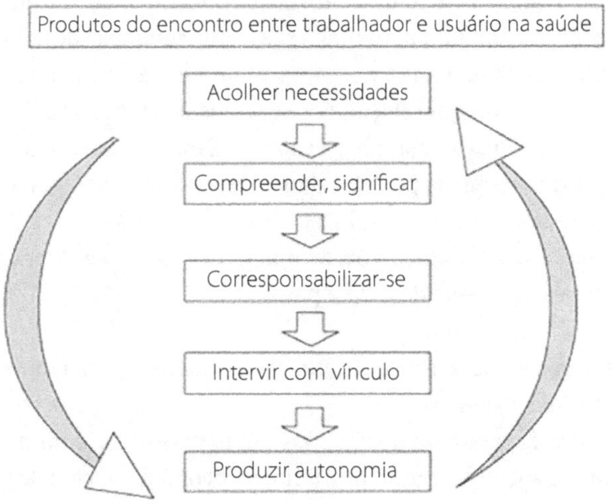

Figura 1. Produtos do encontro entre trabalhadores e usuários de saúde.

Fonte: Cavalcante Filho et al. (2009) e Aracaju (2003).

Tecnologias para o trabalho em saúde

Contudo, além desses meios físicos, deve-se considerar também e principalmente os conhecimentos e habilidades dos profissionais, a capacidade de trabalho em equipe, os meios constituídos pela interação dos profissionais entre si e destes com os usuários e a comunidade no processo de trabalho, buscando um modelo produtor do cuidado, centrado no usuário e suas necessidades, operando centralmente a partir das tecnologias leves (aquelas inscritas nas relações, no momento em que são realizados os atos produtores de saúde) e das tecnologias leveduras (as inscritas no conhecimento técnico estruturado) (MERHY, 1999).

A discussão do processo de trabalho em saúde nos aponta, impreterivelmente, à discussão da prestação de serviços, pois é disso que trata o trabalho em saúde. E é uma prestação de serviços com uma característica muito especial, em que o objeto do trabalho da equipe é outro sujeito (ou a modificação do estado ou condição de um outro sujeito) que participa não apenas fornecendo informações, mas também executando ações. Isso tem como consequência lógica e imediata a obrigatoriedade do estabelecimento de uma comunicação eficaz entre quem presta e quem recebe o serviço (trabalhador de saúde/

usuário). E, mais ainda, é desejável que seja uma relação de confiança e de cooperação/parceria, adquirida através do vínculo entre profissional e usuário. Nesse sentido, desataca-se a importância da fixação do profissional nas equipes de saúde, perpassando questões como a precarização dos vínculos profissionais, que trataremos em outro momento.

Equipes de Referência e Apoio Matricial

O trabalho em saúde assemelha a qualquer outro: busca alcançar objetivos e metas (ou modificar uma situação não desejada). Para isso, utiliza-se e dispõe de recursos, sejam eles cognitivos, tecnológicos, organizativos, políticos, financeiros, etc. E, como em qualquer trabalho, busca-se alcançar os objetivos com o mínimo custo possível. Para alcançar objetivos de forma eficiente, é necessário ter clareza deles e saber da utilização e otimização dos recursos existentes.

O resultado final do trabalho em saúde depende de muitos trabalhos parciais. Quando um usuário chega na Unidade de Saúde, ele passa por diversos setores, incluindo o acolhimento ou a triagem, que definirá a continuidade do cuidado que ele receberá da equipe. Na sequência, poderá ir para uma consulta e/ou solicitação de exames, que deverão ser agendados e cuja realização poderá ocorrer em outra unidade de saúde, por outra equipe. Também poderão ser prescritos medicamentos, que deverão ser aviados e sua utilização orientada, podendo também ser solicitado um retorno que deverá ser agendado. Poderá ainda ser realizada uma visita domiciliar para acompanhamento do problema. Percebe-se que dessa forma, o cuidado de saúde é fragmentado, e várias ações são executadas por diferentes profissionais, às vezes de diferentes equipes e em diferentes locais. Da articulação adequada dessas ações dependem a qualidade do cuidado prestado e sua eficácia.

No sentido de contribuir para a articulação das equipes de saúde, a Atenção básica conta com o apoio das Equipes de Referência e Apoio Matricial. O conceito de Equipe de Referência é simples.

> Podemos tomar como exemplo a equipe multiprofissional de Saúde da Família, que é referência para uma determinada população. No plano da gestão, esta referência facilita um vínculo específico entre um grupo de profissionais e certo número de usuários. Isso possibilita uma gestão mais centrada nos fins (coprodução de saúde e de autonomia) do que nos meios (consultas por hora, por exemplo) e tende a produzir maior corresponsabilização entre profissionais, equipe e usuários. Equipes de Referência e Apoio Matricial surgiram como arranjo de organização e de gestão dos serviços de saúde como forma

> de superar a racionalidade gerencial tradicionalmente verticalizada, compartimentalizada e produtora de processo de trabalho fragmentado e alienante para o trabalhador. Nesse sentido, a proposta de Equipes de Referência vai além da responsabilização e chega até a divisão do poder gerencial. As equipes transdisciplinares devem ter algum poder de decisão na organização, principalmente no que diz respeito ao processo de trabalho da equipe (BRASIL, 2009, documento on-line).

Diante da complexidade da Atenção Básica, foram criados pelo Ministério da Saúde em 2008 os Núcleos de Apoio a Saúde da Família (NASF), com o objetivo de apoiar a consolidação da Atenção Básica no Brasil, ampliando as ofertas de saúde na rede de serviços, assim como a resolutividade, a abrangência e o alvo das ações. Estão regulamentados pela Portaria nº 2.488, de 21 de outubro de 2011, e estão configurados como equipes multiprofissionais que atuam de forma integrada com as equipes de Saúde da Família (eSF), com as equipes de atenção básica para populações específicas (consultórios na rua, equipes ribeirinhas e fluviais) e com o Programa Academia da Saúde.

O NASF e a equipe de atenção básica atuam de forma integrada, permitindo a realização de discussões de casos clínicos, possibilitando o atendimento compartilhado entre profissionais, tanto na Unidade de Saúde como nas visitas domiciliares, e viabilizando a construção conjunta de projetos terapêuticos de uma forma que amplia e qualifica as intervenções no território e na saúde de grupos populacionais. Essas ações de saúde também podem ser intersetoriais, com foco prioritário nas ações de prevenção e promoção da saúde.

O NASF pode ser composto pelas seguintes ocupações do Código Brasileiro de Ocupações (CBO): Médico acupunturista; assistente social; profissional/professor de educação física; farmacêutico; fisioterapeuta; fonoaudiólogo; médico ginecologista/obstetra; médico homeopata; nutricionista; médico pediatra; psicólogo; médico psiquiatra; terapeuta ocupacional; médico geriatra; médico internista (clínica médica), médico do trabalho, médico veterinário, profissional com formação em arte e educação (arte educador) e profissional de saúde sanitarista, ou seja, profissional graduado na área de saúde com pós-graduação em saúde pública ou coletiva ou graduado diretamente em uma dessas áreas. É o gestor municipal que define a composição de cada um dos NASF, seguindo os critérios de prioridade identificados a partir dos dados epidemiológicos e das necessidades locais e das equipes de saúde que serão apoiadas.

A utilização de Fluxos Descritores na organização dos processos de trabalho em saúde

Para melhor entendimento e integração dos serviços de saúde, as unidades de saúde poder contar com Fluxogramas Descritores, que consistem em representações gráficas do processo de trabalho, buscando perceber os caminhos percorridos pelo usuário quando procura assistência e sua inserção no Serviço.

O Fluxograma pode ser utilizado como uma ferramenta que permite um olhar atento sobre os fluxos existentes no momento da produção da assistência à saúde, e permite a detecção de seus problemas. Por meio deste, ao aplicá-lo, é como se lançássemos luz em áreas de sombra, permitindo a visualização da melhor maneira de se oferecer uma atenção com qualidade, centrada no usuário (FARIA; WERNECK; SANTOS, 2009).

Projeto Terapêutico Singular

O Projeto Terapêutico Singular (PTS) é um conjunto de propostas de condutas terapêuticas articuladas para um sujeito individual ou coletivo, resultado da discussão coletiva de uma equipe interdisciplinar, com Apoio Matricial se necessário. Geralmente é dedicado a situações mais complexas. No fundo, é uma variação da discussão de caso clínico. O PTS, muitas vezes é definido como um instrumento potencial de cuidado aos usuários, baseado nos conceitos de corresponsabilização e gestão integrada do cuidado, podendo ser considerado um dos avanços dos cuidados em saúde.

Foi bastante desenvolvido em espaços de atenção à saúde mental, como forma de propiciar uma atuação integrada da equipe, valorizando outros aspectos além do diagnóstico psiquiátrico e da medicação no tratamento dos usuários. Contudo, aplica-se em todos os casos de saúde de maior complexidade, estendendo-se a cuidados de usuários com doenças crônicas não transmissíveis e demais casos de maior complexidade de resolubilidade. Portanto, é uma reunião de toda a equipe em que todas as opiniões são importantes para ajudar a entender o sujeito com uma demanda de cuidado em saúde e, consequentemente, para a definição de propostas de ações (BRASIL, 2009).

Para entender o que é PTS e para que/quem pode ser utilizado, a definição: O PTS contém quatro momentos:

1. o diagnóstico, com olhar sobre as dimensões orgânica, psicológica, social e o contexto singular em estudo;

2. a definição de metas, dispostas em uma linha de tempo, incluindo a negociação das propostas de intervenção com o sujeito doente;
3. a divisão de responsabilidades e tarefas entre os membros da equipe; e
4. a reavaliação, na qual se concretiza a gestão do PTS por meio de avaliação e correção de trajetórias já realizadas.

A real importância do PTS é que ele é o principal instrumento de trabalho interdisciplinar dos Centros de Atenção Psicossocial (CAPS), e possibilita a participação, reinserção e construção de autonomia para o usuário/família em sofrimento psíquico. Dessa forma, considera-se a história e as necessidades individuais e peculiares de cada usuário e o contexto em que se encontra inserido. Assim, a elaboração desse tipo de projeto acontece por meio da atuação singular do profissional-referência do usuário/família, e desse profissional com toda a equipe, por meio de discussões e estudo do caso.

A busca por resultados diferentes no trabalho leva, necessariamente, à necessidade de mudança na forma de trabalhar. Essa mudança acarreta a valorização da comunicação e dos espaços de participação/negociação e a construção de parcerias, perpassadas pelo uso adequado de protocolos, por uma boa gestão das informações, um bom planejamento, monitoramento e avaliação das intervenções, além da organização da agenda. A equipe tem de aprender a trabalhar com as tecnologias de que ela dispõe, para usá-las da maneira mais eficiente e eficaz.

A equipe de saúde, no desenvolvimento do seu trabalho e na busca do cumprimento de objetivos e metas, deve ter consciência da existência de conflitos, sejam eles internos ou externos à equipe. A busca por resultados diferentes e pelo êxito do trabalho deve ser um esforço de todos os membros da equipe, pelo qual todos devem se responsabilizar solidariamente.

Exemplo

Quanto mais longo for o seguimento do tratamento e maior a necessidade de participação e adesão do sujeito, maior será o desafio de lidar com o usuário enquanto sujeito.

Por exemplo: se a pessoa com hipertensão é deprimida ou não, se está isolada, se está desempregada, tudo isso interfere no desenvolvimento da doença. Tudo isso deve ser levado em conta sempre que for feito um diagnóstico para o tratamento para aquela pessoa. Levando em consideração que cada caso é um caso, é possível mudar ao menos em parte a conduta dos profissionais de saúde.

Exercícios

1. Em uma determinada comunidade há uma equipe multiprofissional atuando na atenção básica por meio da Estratégia Saúde da Família. Considerando o processo de trabalho em equipe, os profissionais de saúde devem:
   a) desenvolver ações restritas à prática de consultório, orientações e dispensação de medicamentos e de insumos.
   b) desenvolver ações de saúde em conjunto (como as ações de planejamento), preservando as especificidades de seus núcleos de atuação e competência.
   c) promover a atuação profissional específica, tendo-se o cuidado de não transpassar a ação de vigilância.
   d) desconstruir a interdisciplinaridade para a construção de um modelo de gestão focado no princípio da transversalidade.
   e) conceber um novo processo de trabalho, evitando-se o conceito de responsabilidade compartilhada.

2. O Ministério da Saúde regulamentou os NASFs através da Portaria nº 2.488, de 21 de outubro de 2011, que estão configurados como equipes multiprofissionais que atuam de forma integrada com as equipes de Estratégia da Saúde da Família, as equipes de atenção básica para populações específicas (consultórios na rua, equipes ribeirinhas e fluviais) e com o Programa Academia da Saúde, tendo como objetivo:
   a) ampliar as ofertas de saúde na rede de serviços, ou seja, nas Unidades Básicas de Saúde, pois teremos mais profissionais prestando atendimentos aos usuários.
   b) promover, juntamente com a equipe de atenção básica, de forma individual buscando a resolução dos casos clínicos, possibilitando o atendimento individual dos profissionais.
   c) contribuir para a integralidade do cuidado aos usuários do SUS, principalmente por intermédio da ampliação da clínica, auxiliando no aumento da capacidade de intervenção sobre problemas e necessidades de saúde.
   d) promover o atendimento compartilhado entre profissionais do NASF e da Equipe de Saúde para atendimentos realizados unicamente na Unidade Básica de Saúde.
   e) que a definição dos profissionais de saúde que compõem o NASF seja de responsabilidade do Ministério da Saúde, seguindo os critérios de prioridade identificados a partir dos dados epidemiológicos locais.

3. O PTS é um conjunto de propostas de condutas terapêuticas articuladas, para um sujeito individual ou coletivo, resultado da discussão coletiva de uma equipe interdisciplinar, com Apoio Matricial, se necessário. Com relação ao PTS pode-se afirmar que:

a) É uma conduta terapêutica que a equipe de saúde, juntamente com o apoio matricial, desenvolve para todos os usuários de saúde do território.

b) O PTS é realizado pela equipe de saúde, juntamente com o apoio matricial, onde é direcionado apenas para os usuários com agravos de saúde mental.

c) Como o PTS é realizado por um conjunto de profissionais de saúde de múltiplos conhecimentos, todos os participantes são responsáveis pelo caso.

d) É utilizado em situações mais complexas, e o usuário participa na construção e planejamento do seu PTS, juntamente com os profissionais de saúde e o apoio matricial.

e) É realizado pela equipe de atenção básica, juntamente com apoio matricial, para casos mais complexos, e, por esse motivo, o usuário não participa de sua construção.

4. O setor saúde tem que responder à multiplicidade de necessidades, às demandas por intervenções tecnológicas, permeadas por constante inovações, e à necessidade de intervenção em todos os níveis de atenção como atenção básica, de média e alta complexidade, bem como, atuar nos espaços onde as pessoas vivem, a comunidade. Diante do exposto, podemos dizer que os processos de trabalho em saúde:

a) São semelhantes a outros processos de trabalho, pois há pessoas executando tarefas diariamente.

b) Segue uma linha estabelecida na institucionalização do sistema único de saúde, sendo que as demandas em saúde não diferem.

c) É voltado ao usuário, realizado de forma individual, seguindo as normas estabelecidas por sua formação, ou seja, sua atuação no núcleo.

d) É voltado à doença dos usuários e busca a melhor forma de resolubilidade dos casos, principalmente os mais complexos.

e) É voltado ao usuário e à comunidade, realizado de forma multidisciplinar, em equipe e considerando as condições biopsicossociais dos indivíduos.

5. Os processos de trabalho em saúde na atenção básica têm a característica específica de ser uma produção de serviços e não de um bem de consumo, onde o usuário é o objeto do processo de trabalho e também um agente no processo. Qual das alternativas abaixo reflete o trabalho de saúde na atenção básica?

a) Os trabalhadores de saúde que atuam na atenção básica devem atender aos objetivos dos usuários, principalmente os relacionados à realização de consultas, exames e medicamentos.

b) Os processos de trabalho na atenção básica devem estar pautados na necessidade individual do usuário, tentando com objetividade resolver aquele problema de saúde instantâneo.

c) Os processos de trabalho em saúde devem se dar de forma integral, levando em consideração a coletividade e a comunidade em que o usuário está inserido e respeitando sua individualidade.

d) Como se tratam de processos de trabalho em saúde, os outros setores ficam sem poder contribuir para a resolução dos problemas dos usuários da comunidade local.

e) Os processos de trabalho em saúde estão centrados nos atendimentos médicos, tanto os disponíveis na atenção básica quanto os encaminhamentos para especialidades.

Referências

ALMEIDA, N. D. A saúde no Brasil, impasses e desafios enfrentados pelo Sistema Único de Saúde: SUS. *Revista Psicologia e Saúde*, v. 5, n. 1, p. 01-09, 2013.

AMORA, A. S. *Minidicionário da língua portuguesa*. 19. ed. São Paulo: Saraiva, 2009.

ARACAJU. Secretaria Municipal de Saúde. *Projeto Saúde Todo Dia*. Aracaju, SE, 2003.

BRASIL. Ministério da Saúde. Secretaria de Atenção à Saúde. Política Nacional de Humanização da Atenção e Gestão do SUS. *Clínica ampliada e compartilhada*. Brasília, DF: Ministério da Saúde, 2009. (Série B. Textos Básicos de Saúde).

CAMPOS, G. W. de S. Saúde pública e saúde coletiva: campo e núcleo de saberes e práticas. *Ciência & Saúde Coletiva*, v. 5, n. 2, p. 219-230, 2000.

CAVALCANTE FILHO, J. B. et al. Acolhimento coletivo: um desafio instituinte de novas formas de produzir o cuidado. *Interface*: Comunicação, Saúde, Educação, v. 13, p. 315-328, 2009.

FARIA, H. WERNECK, M.; SANTOS, M. A. dos. *Processo de trabalho em saúde*. 2. ed. Belo Horizonte: Nescon/UFMG, 2009.

MERHY, E. E. O ato de governar as tensões constitutivas do agir em saúde como desafio permanente de algumas estratégias gerenciais. *Ciência & Saúde Coletiva*, v. 4, n. 2, p. 305-314, 1999.

MERHY, E. E. *Saúde*: a cartografia do trabalho vivo. São Paulo: Hucitec, 2002.

RONCALLI, A. G. O desenvolvimento das políticas públicas de saúde no Brasil e a construção do Sistema Único de Saúde. In: PEREIRA, A. C. (Org.). *Odontologia em saúde coletiva*: planejando ações e promovendo saúde. Porto Alegre: Artmed, 2003. p. 28-49.

VARGAS, C. S. *Gestão por competências no serviço público*: uma estratégia em gestão. 2012. Trabalho de Conclusão de Curso (Especialização em Gestão Pública UAB)- Universidade Federal do Rio Grande do Sul, Porto Alegre, 2012.

Leituras recomendadas

CECCIM, R. B. Onde se lê "recursos humanos em saúde", leia-se "coletivos organizados de produção em saúde. Desafios para a educação. In: PINHEIRO, R.; MATTOS R. A. (Org.). *Construção social da demanda*: direito à saúde, trabalho em equipe, participação e espaços públicos. Rio de Janeiro: Cepesc, 2005. p. 161-180.

CECCIM, R. B.; FEUERWERKER, L. C. M. O quadrilátero da formação para a área da saúde: ensino, gestão, atenção e controle social. *Physis*: Revista de Saúde Coletiva, v. 14, n. 1, p. 41-65, 2004.

FRANCO, T. B. O uso do fluxograma descritor e projetos terapêuticos para análise de serviços de saúde, em apoio ao planejamento: o caso de Luz-MG. In: MERHY, E. E.; FRANCO, T. B. (Org.). *O trabalho em saúde*: olhando e experienciando o SUS no cotidiano. São Paulo: Hucitec, 2003. p. 161-198.

FRANCO, T. B.; MERHY, E. E. A produção imaginária da demanda e o processo de trabalho em saúde. In: PINHEIRO, R.; MATOS, R.A. (Org.). *Construção social da demanda*: direito à saúde, trabalho em equipe, participação e espaços públicos. Rio de Janeiro: Cepesc/Uerj/Abrasco, 2005. p. 181-193.

FEUERWERKER, L. Modelos tecnoassistenciais, gestão e organização do trabalho em saúde: nada é indiferente no processo de luta para a consolidação do SUS. *Interface*: Comunicação, Saúde, Educação, v. 9, n. 18, p. 489-506, 2005.

FREIRE, P. et al. *A importância do ato de ler.* São Paulo: Moderna, 2003.

MERHY, E. E. O desafio que a educação permanente tem em si: a pedagogia da implicação. *Interface:* Comunicação, Saúde, Educação, v. 9, n. 16, p. 172-174, 2005.

PINTO, D. M. et al. Projeto terapêutico singular na produção do cuidado integral: uma construção coletiva. *Texto & Contexto Enfermagem*, v. 20, n. 3, p. 493-502, 2011.

ROCHA, S. M. M.; ALMEIDA, M. C. P. de. O processo de trabalho da enfermagem em saúde coletiva e a interdisciplinaridade. Revista Latino-Americana de Enfermagem, v. 8, n. 6, p. 96-101, dez. 2000.

UNIDADE 3

Características dos modelos assistenciais hegemônicos e alternativos vigentes

Objetivos de aprendizagem

Ao final deste capítulo, você deve apresentar os seguintes aprendizados:

- Descrever o modelo assistencial hegemônico.
- Identificar o modelo assistencial alternativo.
- Discutir a construção desses modelos no Sistema Único de Saúde (SUS).

Introdução

Neste capítulo você vai estudar os modelos assistenciais, que são modalidades ou formas de cuidado de saúde que possuem diferentes combinações tecnológicas e finalidades, como resolver problemas e atender necessidades de saúde; organizar serviços de saúde ou intervir em situações, em função de dados epidemiológicos e da investigação de riscos à saúde (TEIXEIRA; SOLLA, 2006). Ainda podemos dizer que os modelos assistenciais incluem o modo como são produzidas as ações assistenciais e como o Estado se organiza para dar conta desse processo. Existem duas principais formas de modelos assistenciais: modelos hegemônicos (médico-assistencial e sanitarista) e modelos alternativos de saúde. Os modelos assistenciais vigentes têm diferenças com relação aos sujeitos, objetos, métodos e forma de organização dos processos (TEIXEIRA; SOLLA, 2006). Muitos fatores interferem na construção de um modelo assistencial, como a finalidade de intervenção, as situações demográficas e epidemiológicas e os determinantes sociais. Com isso, é muito importante entendermos os modelos assistenciais hegemônicos e alternativos, bem como a construção desses modelos no Sistema Único de Saúde (SUS).

Os modelos assistenciais no Brasil

Os modelos assistenciais em saúde são construídos dentro de um macro cenário histórico e social que inclui muitas variáveis: relacionadas aos direitos, ao conhecimento científico, à cultura, à valorização social, aos modelos de gestão de serviços e de trabalho em equipe, às necessidades de saúde baseadas nos dados epidemiológicos, investimentos e tecnologias disponíveis e às leis relacionadas ao setor de saúde (FERTONANI et al., 2015) (Figura 1). Todas essas variáveis juntas levam à construção efetiva de um sistema assistencial que deve auxiliar a população em todas as questões de saúde. No Brasil, temos principalmente o sistema hegemônico de saúde e modelos alternativos.

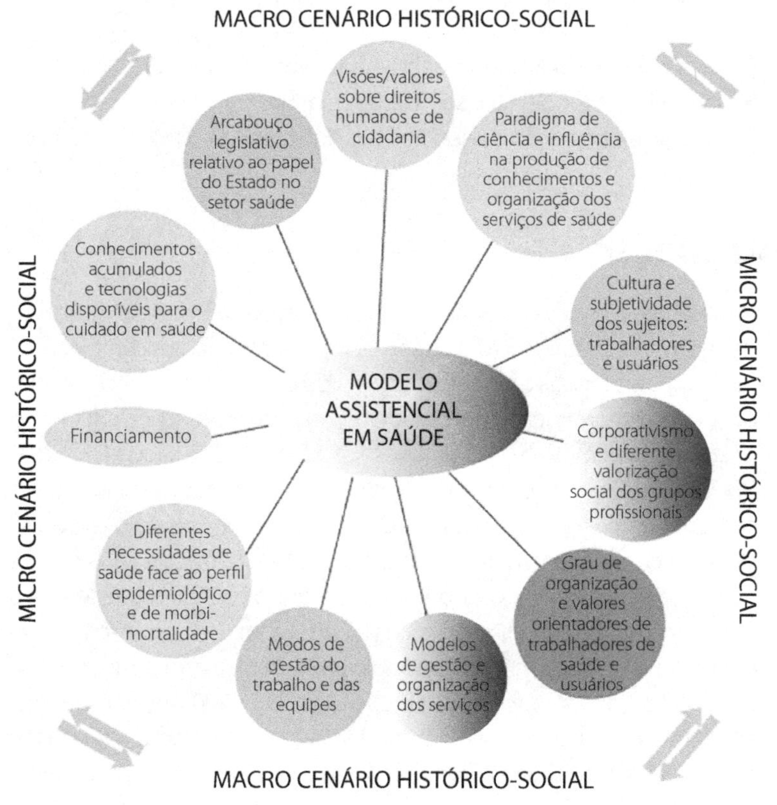

Figura 1. Variáveis relacionadas ao cenário do modelo assistencial em saúde.

Fonte: Fertonani et al. (2015).

Modelo assistencial hegemônico

No início do século XX, o Brasil ampliou suas ações de Saúde voltadas principalmente para a vigilância dos portos, o saneamento das cidades e o controle das grandes epidemias e das endemias que assolavam o país com a promoção de campanhas que aconteciam com estratégias militares de implementação (FARIA et al., 2010). Dando um pulo nessa linha do tempo, chegamos aos modelos assistenciais vigentes no Brasil e partimos do Modelo assistencial hegemônico, que é um modelo biomédico, e pode ser dividido em dois tipos:

- modelo médico assistencial privatista;
- modelo sanitarista.

As diferenças entre os dois modelos são muito claras (Quadro 1): enquanto o modelo médico-assistencial privilegia o médico; o modelo sanitarista privilegia os sanitaristas, cujo trabalho tem por objeto os modos de transmissão e fatores de risco das doenças (TEIXEIRA; PAIM; VILASBÔAS, 1998). As formas de trabalho nesses modelos também variam muito, do trabalho intensivo na rede de prestação de serviços de saúde, no modelo médico-assistencial, principalmente na forma do hospital; para o modelo sanitarista, em que as unidades de saúde são a principal forma de trabalho, a partir das quais se operacionalizam as campanhas, os programas e as ações de vigilância epidemiológica e sanitária (TEIXEIRA; PAIM; VILASBÔAS, 1998).

Quadro 1. Diferenças dos modelos.

Modelo	Sujeito	Objeto	Meios de trabalho	Formas de organização
Modelo médico-assistencial privatista	Médico com especialização e complementariedade (paramédicos)	Doença (patologia e outras) Doentes (clínica e cirurgia)	Tecnologia média (indivíduo)	Rede de serviços de saúde Hospital
Modelo sanitarista	Sanitarista - auxiliares	Modos de transmissão Fatores de risco	Tecnologia sanitária	Campanhas sanitárias Programas especiais Sistemas de vigilância epidemio-lógica e sanitária

Fonte: adaptado de Teixeira, Paim e Vilasbôas (1998).

Existe em nosso país uma hegemonia do modelo biomédico que tem influenciado a formação profissional, a organização dos serviços e a produção de conhecimentos em saúde (FERTONANI et al., 2015). Esse modelo biomédico foi incorporado nos serviços de saúde pelos seus benefícios ao promover o alívio da dor e o tratamento de doenças. Seus limites na atenção à saúde das pessoas são amplamente reconhecidos, destacando-se: o foco no indivíduo indiferenciado e predominantemente com intervenções no seu corpo e na parte afetada; a ênfase nas ações curativas e no tratamento das doenças, lesões e danos; a medicalização; e a ênfase na atenção hospitalar (FERTONANI et al., 2015). No Quadro 2 podemos perceber as principais características desse modelo.

Quadro 2. Características do modelo tradicional de saúde (modelo hegemônico).

Modelo tradicional de saúde	Parâmetros
Baseado nas premissas da biomedicina.	Princípios
Pautada no entendimento de saúde como ausência de doença.	Concepção de saúde
Centrada no médico.	Relação profissional
Centrada na doença e cura.	Assistência
É a ação profissional voltada à pessoa que necessita de tratamento de doenças.	Finalidade do trabalho
O corpo físico do indivíduo/parte afetada do corpo.	Objeto de trabalho
São equipamentos e materiais como maca, gaze, seringa, entre outros, bem como protocolos assistenciais, conhecimento estruturado sobre clínicas.	Instrumentos de trabalho
É a atividade assistencial realizada, como por exemplo, o curativo feito, o diagnóstico realizado, a prescrição fornecida.	Produto do trabalho

Fonte: Adaptado de Soratto et al. (2015).

Fique atento

A conformação de modelo assistencial está fortemente associada ao cenário histórico-social de interesses de classe e à evolução dos sistemas de saúde e das políticas de saúde no país.

Modelo assistencial alternativo

Nos anos 1970 abriu-se um debate sobre modelos assistências no mundo, prevalecendo os modelos que levassem em consideração a atenção primária à saúde, também chamada medicina comunitária (SILVA JÚNIOR, 2007). A partir de 1980, várias experiências de governo originaram tópicos que contribuíram com a avaliação do que vinha sendo feito e com a sugestão de elementos importantes à organização de modelos assistenciais adequados, com escolhas técnicas, éticas e políticas voltadas para a universalização da saúde (SILVA JÚNIOR, 2007).

As experiências serviram de base para o Movimento de Reforma Sanitária, que culminou na VIII Conferência Nacional de Saúde, em 1986. As diretrizes dessa Conferência ganharam forma de lei na Constituição de 1988 e na Lei Orgânica de Saúde (8.080/90), transformando-se na organização do SUS. Nessa linha de organização dos modelos, foram criados os modelos assistenciais alternativos, incluindo: Vigilância da Saúde; Cidades Saudáveis; Promoção da Saúde; Estratégia de saúde da Família; Ações Programáticas; e Acolhimento, entre outras.

Os modelos assistenciais alternativos incorporam, métodos, técnicas e instrumentos provindos da epidemiologia, do planejamento e das ciências sociais em saúde. Essas experiências apontam possibilidades concretas de construção de um "modelo de atenção à saúde voltado para a qualidade de vida" da população (TEIXEIRA; PAIM; VILASBÔAS, 1998). Cada um desses modelos alternativos tem suas próprias características, e todos tendem a melhorar a qualidade do atendimento em saúde da população brasileira.

Estratégia de Saúde da Família (ESF): é entendida como uma estratégia de reorientação do modelo assistencial, mediante a implantação de equipes multiprofissionais em unidades básicas de saúde. Foi criada baseando-se nos princípios da atenção primária do SUS; adota uma visão mais ampla do processo Saúde-doença; inclui ações curativas de promoção, prevenção e reabilitação. A ação profissional é voltada para a assistência ampliada; vê o ser humano com carência de saúde na integralidade; a assistência é realizada agregando outras dimensões como ações educativas (FARIA et al., 2010). Na prática, cada equipe de Saúde da Família deve responsabilizar-se por no mínimo 2.400 pessoas e no máximo 4.000, delimitando o território de abrangência. Essa equipe também faz visitas domiciliares; a visita domiciliar é uma ação importante no sentido de promover a reorientação do modelo de atenção, na medida em que inverte a lógica dos serviços de saúde, que apresentavam postura passiva ao esperar que os usuários procurassem de maneira voluntária, pela via da demanda espontânea, as unidades de saúde. Nessa visita também é realizado um cadastramento das famílias (FARIA et al., 2010). A ESF pressupõe o trabalho em equipe e deve ser composta, no mínimo, de um médico, um enfermeiro, um auxiliar de enfermagem e quatro a seis agentes comunitários de saúde (Quadro 3).

Quadro 3. Características da Estratégia de Saúde da Família.

Saúde da Família
Surge em 1994 e passa a constituir-se em uma estratégia privilegiada para a superação dos problemas decorrentes do modelo biomédico e para a efetivação dos princípios do SUS. Desenha um "novo modelo assistencial e saúde", inspirado na Atenção Primária à Saúde (APS), que amplia a abordagem aos problemas de saúde e articula ações de promoção da saúde, de prevenção e tratamento de doenças e de reabilitação.
Propõe a atenção à saúde com foco na família, nos grupos e nas comunidades. O indivíduo é entendido com um ser histórico e social, que faz parte de uma família e de determinada cultura. Considera os determinantes de saúde e doença para o planejamento em saúde e propõe promoção da autonomia e da qualidade de vida.
Prevê o trabalho em equipe multiprofissional, que deve atuar na perspectiva interdisciplinar.
Resgata o conceito de integralidade, indicando a atenção básica como porta privilegiada de acesso, articulada aos demais níveis de atenção. Prevê a construção de uma rede integrada de serviços de saúde que atenda o conjunto das necessidades de assistência de indivíduos e populações. A relação entre os níveis de complexidade inclui referência e contra-referência.
Reconhece a importância de formar recursos humanos para o SUS.
Assume como um dos eixos centrais das práticas a construção de relações acolhedoras e de vínculo de compromisso e de corresponsabilidade entre os profissionais de saúde, gestores e população.

Fonte: Adaptado de Fertonani et al. (2015).

Vigilância de Saúde: é entendida como uma intervenção sobre problemas de saúde (danos, riscos e/ou determinantes); dá ênfase a problemas que requerem atenção e acompanhamento contínuos; operacionaliza o conceito de risco; articula ações promocionais, preventivas e curativas; atua de forma intersetorial; realiza ações sobre o território; e intervem sob forma de operações (TEIXEIRA; PAIM; VILASBÔAS, 1998). A Vigilância Sanitária permite a incorporação de novos sujeitos, extrapolando o conjunto de profissionais e trabalhadores de saúde, ao envolver a população organizada. Privilegia a dimensão técnica como um modelo assistencial alternativo, conformado por um conjunto de práticas sanitárias que encerram combinações tecnológicas distintas, destinadas a controlar determinantes, riscos e danos. Atua no controle das causas, dos danos e dos riscos com uma intervenção social organizada, políticas públicas adequadas e promoção de saúde (TEIXEIRA; PAIM; VILASBÔAS, 1998).

A Vigilância em Saúde possui vertentes como:

- a análise de situações de saúde; nessa vertente, as situações de saúde de grupos populacionais são definidos em função de suas condições de vida.
- a proposta de integração institucional entre a Vigilância epidemiológica e a Vigilância sanitária; o âmbito do processo de descentralização das ações para os órgãos estaduais (Secretarias Estaduais de Saúde) e, atualmente, inserindo-se no processo de municipalização.
- A proposta de redefinição das práticas sanitárias; privilegia a dimensão técnica ao conceber a vigilância a saúde como um modelo assistencial alternativo, levando em conta a dimensão gerencial da noção de vigilância na saúde.

Cidades Saudáveis: é uma estratégia fundamental para a melhoria da qualidade de vida das populações. Além de reconhecer a saúde em sua positividade, como expressão de qualidade de vida, uma cidade que se pretende saudável gera processos participativos, sociais e institucionais na elaboração coletiva e, sobretudo, busca acordar uma intervenção coletiva e direcionada a todas as políticas sociais para uma meta: melhorar continuamente a vida de todos os cidadãos. Nesse modelo de Cidade Saudável, considera-se a qualidade de vida dos cidadãos e a razão das políticas públicas. Além disso, há um compromisso político do gestor, geralmente o prefeito da cidade, que vai promover a inter-relação dos setores de educação, habitação, saneamento, transporte, lazer e economia com o setor da saúde. A abordagem proposta para a saúde prevê ações locais baseadas nas dificuldades.

Acolhimento: o Ministério da Saúde implementou a Política Nacional de Humanização (PNH) em 1999, e dentro dessa política surgiu o Acolhimento. O acolhimento, no campo da saúde, deve ser entendido, ao mesmo tempo, como diretriz ética, estética e política, constitutiva dos modos de produzir saúde e ferramenta tecnológica de intervenção na qualificação da escuta, na construção de vínculo, na garantia do acesso com responsabilização e na resolutividade nos serviços (BRASIL et al., 2010). Na atenção básica, as atividades de acolhimento acontecem por meio de rodas de conversas de quarteirão, terapia comunitária, grupos de convivência (artesanato, caminhada), entre outros, com flexibilidade das agendas de modo a garantir prioridade para pacientes que necessitem de agilidade diagnóstica e terapêutica, além do atendimento às intercorrências (BARBOSA et al., 2013).

Promoção da Saúde: refere-se às ações sobre os condicionantes e determinantes sociais da saúde, dirigidas a impactar favoravelmente a qualidade de vida. Caracteriza-se pelas ações de ampliação da consciência sanitária, de garantia dos direitos e deveres da cidadania, da educação para a saúde, de consideração dos estilos de vida e de aspectos comportamentais, entre outros.

Ações Programáticas em Saúde: são ações que visam o desenvolvimento estratégico do modelo de atenção à saúde, tendo como eixo estruturador as ações da atenção básica em saúde. Suas ações são transversais à atenção básica, e de média e alta complexidade.

Saiba mais

Dentro da ESF é fundamental a adoção de um processo de educação permanente, com vistas às atualizações, reorientações, utilização de novos protocolos e revisão do processo de trabalho.

Construção dos modelos assistencial hegemônico e assistencial alternativo no SUS

Com a Constituição de 1988 e a Lei Orgânica de Saúde (8.080/90), aconteceu a organização do SUS. Dentro desse modelo de saúde, foram sendo incluídos modelos assistenciais alternativos, além dos hegemônicos já existentes.

Os modelos hegemônicos no SUS são predominantemente centrados no médico, no tratamento e na reabilitação de doenças. Esses modelos hegemônicos são mais técnicos e assistenciais e têm dificuldades de buscar alternativas para o enfrentamento dos problemas sociais de saúde.

Diante disso, a partir de 1994 surgiu o modelo de Saúde da Família, que foi criado para superar as dificuldades do modelo biomédico. Este modelo, que mais tarde se tornaria a ESF, foi baseado na Atenção Primária, tendo como diretriz principal a consideração do processo saúde-doença no contexto familiar do indivíduo. Além disso, na ESF estão integradas ações de Vigilância em Saúde e de Promoção de Saúde (FERTONANI et al., 2015).

Com esses novos formatos de modelos assistenciais dentro do SUS, foram criadas as redes de atenção à saúde, que são organizações de um conjunto de serviços de saúde que ofertam atenção contínua e integral a determinadas populações pela atenção primária à saúde (ARRUDA et al., 2015).

As redes de atenção são constituídas de 3 elementos principais:

1. População;
2. Estrutura operacional;
3. Modelo de atenção à saúde.

Dentro da estrutura operacional vamos encontrar a atenção primária à saúde, que tem a função de ser resolutiva e de coordenar o fluxo das pessoas nos pontos de atenção à saúde. Os pontos de saúde secundários e terciários são onde estão as unidades ambulatoriais especializadas, os centros de apoio psicossocial, as residências terapêuticas e os centros de convivência, entre outros. Ainda temos os sistemas de apoio, que envolvem os serviços de apoio diagnóstico, os sistemas logísticos, que são as soluções tecnológicas, e os sistemas de governança, que incluem a gestão.

O modelo de atenção a saúde dentro das redes organiza o funcionamento da rede, articulando as relações dos componentes e suas intervenções, levando em consideração a prevalência das doenças, as situações demográficas e epidemiológicas, os determinantes de saúde e a sociedade (ARRUDA et al., 2015).

Dentro da rede de atenção existem as redes de atenção temáticas priorizadas, que foram implementadas no SUS para melhorar a qualidade de vida de populações bem específicas. São elas:

1. **Rede cegonha:** inclui o pré-natal, o parto e o nascimento, o puerpério e a Atenção Integral à Saúde da criança;
2. **Rede de atenção às Urgências e Emergências:** inclui promoção e prevenção, Atenção Primária: unidades básicas de Saúde(Unidades de Pronto Atendimento) e outros serviços com funcionamento 24 horas, o Serviço de Atendimento Móvel de Urgência (SAMU) 192, as portas hospitalares de atenção às urgências, os leitos de retaguarda, a atenção domiciliar e os hospitais-dia;
3. **Rede de atenção Psicossocial:** inclui o Eixo 1: ampliação do acesso à rede de atenção integral à saúde aos usuários de álcool, crack e outras drogas; o Eixo 2: qualificação da rede de atenção integral à saúde; o Eixo 3: ações intersetoriais para reinserção social e reabilitação; o Eixo 4: ações de prevenção e de redução de danos; e Eixo 5: operacionalização da rede;

4. **Rede de cuidado à pessoa com deficiência:** inclui a Atenção Básica, a atenção especializada em reabilitação auditiva, física, intelectual e visual e de ostomia e em múltiplas deficiências, além de atenção hospitalar e de urgência e emergência;
5. **Rede de atenção à saúde das pessoas com doenças crônicas:** inclui a atenção básica, a atenção especializada (ambulatorial especializada, hospitalar e de urgência e emergência), os sistemas de apoio e os sistemas logísticos e de regulação.

Outro modelo importante é a Vigilância em Saúde, que está relacionada às práticas de atenção e promoção da saúde dos cidadãos e aos mecanismos adotados para a prevenção de doenças, principalmente em relação aos riscos e à busca de fatores envolvidos nas doenças. No SUS, isso aparece como campanhas de controle que ultrapassam o limite das doenças infecciosas e parasitárias, englobando também o controle de ambientes e produtos. A vigilância incorpora dados como mortalidade infantil, mortalidade maternal, doenças crônicas e um planejamento de Saúde mais abrangente do que a mera fiscalização (TEIXEIRA; PAIM; VILASBÔAS, 1998). A vigilância de Saúde permite a inclusão de outros profissionais além dos profissionais de Saúde, envolvendo também a população, que, de forma organizada auxilia, defendendo as condições de vida e saúde.

O ponto de partida do trabalho de vigilância é a territorialização do sistema municipal, ou seja, a criação de um mapa com a lógica das relações entre as condições de vida, a saúde e o acesso aos serviços existentes. Essa organização depende da coleta de dados, e, a partir disso, são tomadas as decisões com a definição das prioridades, de onde derivam as ações a serem realizadas nos territórios (TEIXEIRA; PAIM; VILASBÔAS, 1998).

Ainda podemos citar modelos assistências, como o programa de saúde na escola e o programa de prevenção e controle do câncer (BRASIL, 2014), todos desenvolvidos para a promoção da saúde.

Os modelos de saúde alternativos e o SUS tentam trazer a saúde para mais perto das pessoas, buscando prevenir doenças e acolher cada indivíduo. Todos os modelos assistenciais criados dentro do SUS estimulam a expansão de ações em áreas e populações de maior necessidade, reconhecem a diversidade de formatos existentes entre as equipes de atenção básica, elaboram novos desenhos de financiamento, adotam estratégias para provimento de profissionais nos serviços, investem em recursos para informatização e ampliação, fortalecem a integralidade e o caráter multidisciplinar da atenção (BRASIL, 2014).

Exercícios

1. Entre os modelos assistenciais alternativos vigentes em saúde está a Estratégia de Saúde na Família. Sobre esse, modelo assinale o que é CORRETO.

a) Ação profissional da ESF é voltada a quem está doente e necessita de tratamento de doenças, sem preocupação com os indivíduos ao redor.

b) A ESF adota uma visão mais ampla do processo saúde-doença, inclui ações curativas de promoção, de prevenção e de reabilitação, e a ação profissional é voltada para assistência ampliada, agregando outras dimensões, como a das ações educativas.

c) Dentro da atividade assistencial realizada na ESF, podemos incluir o curativo feito, o diagnóstico realizado ou a prescrição fornecida pelo médico.

d) O propósito da ESF está centrado na doença, na cura e, principalmente, na atividade do médico e não de outros profissionais.

e) As premissas da ESF estão baseados nos princípios da biomedicina, onde realmente encontramos o tratamento para as doenças.

2. Uma disputa entre o modelo biomédico hegemônico e as propostas de modelos alternativos foi desencadeada na década de 1980 e seguiu até o início dos anos 2000. Sobre o modelo hegemônico vigente, marque a alternativa CORRETA.

a) Possui dois modelos, um que privilegia o médico, tomando como objeto a doença em sua expressão individualizada e utilizando como meios de trabalho os conhecimentos e tecnologias que permitem o diagnóstico e a terapêutica das diversas patologias. O outro tem como sujeitos os sanitaristas, cujo trabalho toma por objeto os modos de transmissão e os fatores de risco das diversas doenças em uma perspectiva epidemiológica, utilizando um conjunto de meios que compõem a tecnologia sanitária.

b) É um modelo assistencial, que deve estar orientado pelos determinantes do processo saúde-doença, considerando o indivíduo no seu contexto familiar, como parte de grupos e de comunidades sócio-culturais e contemplando ações importantes de promoção de saúde.

c) Pode ser visto em 3 diferentes vertentes, como proposta de análise das situações de saúde, como proposta de integração entre a epidemiologia e a vigilância sanitária e como proposta de redefinição de práticas sanitárias.

d) Propõe a incorporação de novos sujeitos, extrapolando o conjunto de profissionais e trabalhadores da saúde.

e) Tem como objeto verificar danos e riscos à saúde, necessidades e determinantes dos modos de vida e saúde, além de condições de vida e trabalho.

3. Considerando o modelo assistencial alternativo Cidades Saudáveis, proposto pela Organização Mundial da Saúde (OMS), assinale a alternativa CORRETA.

a) As cidades saudáveis têm como principal abordagem à saúde e o bem-estar de uma forma ampla, para atingir uma grande área.

b) As cidades saudáveis não facilitam a ação conjunta entre as autoridades locais, a sociedade civil e outros atores-chave, uma vez que isso tornaria a organização das cidades em relação à saúde um processo com muitos personagens envolvidos, que poderiam não atuar adequadamente.

c) É uma estratégia fundamental para a melhoria da qualidade de vida das populações. Reconhece a saúde em sua positividade como expressão de qualidade de vida. Uma cidade que se pretende saudável gera processos participativos, sociais e institucionais na elaboração coletiva, além de uma intervenção coletiva e direcionada a todas as políticas sociais para uma meta: melhorar continuamente a vida de todos os cidadãos.

d) Nas cidades saudáveis, não é muito claro o objeto das políticas públicas, incluindo a saúde, porque o importante é melhorar a cidade de qualquer forma.

e) No modelo Cidades Saudáveis não é necessário um compromisso do gestor, o importante é apenas o compromisso da população com o modelo.

4. A atenção básica à saúde (ABS) tem fundamental importância para a consolidação do modelo assistencial do SUS. Sobre a ABS, marque a alternativa CORRETA.

a) A atenção básica não utiliza tecnologias de elevada complexidade.

b) A estratégia da ABS é apenas oferecer consultas de encaminhamento, pois realiza apenas triagem.

c) As ações da ABS consideram apenas a comunidade e seus problemas.

d) Para a ABS, não é necessário o conhecimento do território, ou seja, o espaço social.

e) Constitui um conjunto de ações, de caráter individual ou coletivo, situadas no primeiro nível de atenção dos sistemas de saúde, voltadas para a promoção da saúde, a prevenção de agravos, o tratamento e a reabilitação (Brasil, 2006).

5. Em relação à Vigilância em Saúde, existem características específicas desse modelo de saúde alternativo. Marque a alternativa CORRETA.

a) A Vigilância em Saúde não se expande a outros setores e órgãos de ação governamental e não-governamental, fica apenas centrada em vigiar problemas de saúde.

b) A Vigilância em Saúde não permite a incorporação de

novos sujeitos, extrapolando o conjunto de profissionais e trabalhadores de saúde, pois a questão de vigilância é específica aos profissionais da saúde.

c) A Vigilância em Saúde não privilegia a dimensão técnica como um modelo assistencial alternativo, com práticas sanitárias e combinações tecnológicas distintas, destinadas a controlar determinantes, riscos e danos.

d) A vigilância em saúde intervém sobre problemas de saúde (danos, riscos e/ou determinantes); dá ênfase a problemas que requerem atenção e acompanhamento contínuos; operacionaliza o conceito de risco; articula ações promocionais, preventivas e curativas; realiza ações sobre o território e intervenções sob forma de operações.

e) A Vigilância em Saúde tem como característica principal a abordagem do modo de transmissão das doenças e dos fatores de riscos que causam essas doenças.

Referências

ARRUDA, C. et al. Redes de atenção à saúde sob a luz da teoria da complexidade. *Escola Anna Nery*, v. 19, n. 1, p. 169-173, 2015. Disponível em: <http://www.scielo.br/pdf/ean/v19n1/1414-8145-ean-19-01-0169.pdf>. Acesso em: 22 mar. 2018.

BRASIL. Ministério da Saúde. *Acolhimento nas práticas de produção de saúde*. 2. ed. Brasília, DF: Ministério da Saúde, 2010. Disponível em: <http://bvsms.saude.gov.br/bvs/publicacoes/acolhimento_praticas_producao_saude.pdf>. Acesso em: 22 mar. 2018.

BRASIL. Ministério da Saúde. *Implantação das redes de atenção à saúde e outras estratégias da SAS*. Brasília, DF: Ministério da Saúde, 2014. Disponível em: <http://bvsms.saude.gov.br/bvs/publicacoes/implantacao_redes_atencao_saude_sas.pdf>. Acesso em: 22 mar. 2018.

FERTONANI, H. P. et al. Modelo assistencial em saúde: conceitos e desafios para a atenção básica brasileira. *Ciência & Saúde Coletiva*, v. 20, n. 6, p. 1869-1878, 2015. Disponível em: <http://www.scielo.br/pdf/csc/v20n6/1413-8123-csc-20-06-1869.pdf>. Acesso em: 22 mar. 2018.

SILVA JÚNIOR, A. G.; ALVES, C. A. Modelos assistenciais em saúde: desafios e perspectivas. In: MOROSINI, M. V. G. C.; CORBO, A. D. A. (Org.). *Modelos de atenção e a saúde da família*. Rio de Janeiro: EPSJV/Fiocruz, 2007. p. 27-41. Disponível em: <http://www.epsjv.fiocruz.br/index.php?Area=Material&MNU=&Tipo=1&Num=26>. Acesso em: 22 mar. 2018.

SORATTO, J. et al. Estratégia saúde da família: uma inovação tecnológica em saúde. *Texto & Contexto Enfermagem*, v. 24, n. 2, p. 584-592, abr./jun. 2015. Disponível em: <http://www.scielo.br/pdf/tce/v24n2/pt_0104-0707-tce-24-02-00584.pdf>. Acesso em: 22 mar. 2018.

TEIXEIRA, C. F.; PAIM, J. S.; VILASBÔAS, A. L. SUS, modelos assistenciais e vigilância da saúde. *Informe Epidemiológico Sus*, v. 7, n. 2, p. 7-28, jun. 1998. Disponível em: <http://scielo.iec.gov.br/pdf/iesus/v7n2/v7n2a02.pdf>. Acesso em: 22 mar. 2018.

TEIXEIRA, C. F.; SOLLA, J. P. *Modelo de atenção à saúde*: promoção, vigilância e saúde da família. Salvador: Editora EDUFBA, 2006. Disponível em: <https://static.scielo.org/scielobooks/f7/pdf/teixeira-9788523209209.pdf>. Acesso em: 22 mar. 2018.

Leituras recomendadas

COELHO, I. B. *As propostas de modelos alternativos em saúde*. [201-?]. Disponível em: <https://www.nescon.medicina.ufmg.br/biblioteca/imagem/2147.pdf>. Acesso em: 22 mar. 2018.

FIGUEIREDO, E. N. *A estratégia saúde da família na atenção básica do SUS*. [2012]. Disponível em: <https://www.unasus.unifesp.br/biblioteca_virtual/esf/2/unidades_conteudos/unidade05/unidade05.pdf>. Acesso em: 22 mar. 2018.

GATTI, M. F. Z. et al. Perfil da utilização das terapias alternativas/complementares de saúde de indivíduos oriundos do sistema complementar de saúde. *Cadernos de Naturologia e Terapias Complementares*, v. 4, n. 6, p. 29-35, 2015. Disponível em: <http://portaldeperiodicos.unisul.br/index.php/CNTC/article/view/2501/2351>. Acesso em: 22 mar. 2018.

SANTOS, A. M. dos et al. Práticas assistenciais das equipes de saúde da família em quatro grandes centros urbanos. *Ciência e Saúde Coletiva*, v. 17, n. 10, p. 2687-2702, 2012. Disponível em: <http://www.scielo.br/pdf/csc/v17n10/18.pdf>. Acesso em: 22 mar. 2018.

TEIXEIRA, C. F.; PAIM, J. S.; VILASBÔAS, A. L. SUS, modelos assistenciais e vigilância da saúde. In: ROZENFELD, S. (Org.). *Fundamentos da vigilância sanitária*. Rio de Janeiro: Fiocruz, 2000. p. 49-60. Disponível em: <https://books.google.com.br/books?hl=pt-BR&lr=&id=pFNtAwAAQBAJ&oi=fnd&pg=PA49&dq=vigil%C3%A2ncia+em+sa%C3%BAde&ots=f9HszdVALw&sig=wGQan7Yl3vUbLc1Hva1Cq4tYtZs#v=onepage&q=vigil%C3%A2ncia%20em%20sa%C3%BAde&f=false>. Acesso em: 22 mar. 2018.

WESTPHAL, M. F.; OLIVEIRA, S. C. Cidades Saudáveis: uma forma de abordagem ou uma estratégia de ação em saúde urbana?. *Revista USP*, n. 107, p. 91-102, out./dez. 2015. Disponível em: <https://www.revistas.usp.br/revusp/article/viewFile/115117/112821>. Acesso em: 22 mar. 2018.

Reforma Sanitária Brasileira

Objetivos de aprendizagem

Ao final deste capítulo, você deve apresentar os seguintes aprendizados:

- Descrever historicamente a Reforma Sanitária no Brasil.
- Relacionar a Reforma Sanitária e a mudança nos processos de trabalho em saúde e o próprio conceito de saúde.
- Reconhecer as principais contribuições da Reforma Sanitária para a Política de Saúde Brasileira.

Introdução

A Reforma Sanitária Brasileira se refere a um conjunto de ideias em relação a mudanças necessárias na saúde, na década de 1970, em busca da melhoria da qualidade de vida da população. Neste capítulo, você vai estudar o contexto da Reforma Sanitária Brasileira, reconhecendo historicamente como foi criado o Sistema Único de Saúde (SUS).

Neste capítulo, você identificará o contexto da Reforma Sanitária Brasileira, apontando historicamente como foi criado o SUS.

Reforma Sanitária no Brasil

Quando a Reforma Sanitária Brasileira foi proposta no Brasil, na década de 1970, pretendia-se muito mais do que uma reforma setorial na saúde. Via-se nas intensas mudanças já almejadas que ela traria democracia e o desenvolvimento da cidadania no país. Antes da constituinte, a maior parte das pessoas não tinha acesso a saúde: na década de 1980, a assistência à saúde era dada apenas aos trabalhadores que contribuíam para o Instituto Nacional de Previdência Social (INPS), em uma lógica contraprestacional. Você vai ver agora como tudo isso aconteceu historicamente e o que se entende por Reforma Sanitária.

Na segunda metade dos anos 1970 ocorreram diversas mobilizações populares pela democratização da saúde e do regime político do Brasil. Dessas discussões, emergiram a criação do Centro Brasileiro de Estudos em Saúde

(Cebes), em 1976, e da Associação Brasileira de Pós-Graduação em Saúde Coletiva (Abrasco), em 1979. Os membros da Cebes e da Abrasco contribuíram para o aprofundamento dos debates públicos, utilizando textos científicos e embasando as discussões com formulações teóricas. Assim, a nova proposta brasileira, que já citava a extensão de cobertura com base na atenção primária à saúde, na descentralização e hierarquização dos serviços de saúde e na participação comunitária, incorporou as diretrizes expressas da Conferência Internacional sobre Cuidados Primários à Saúde, promovida pela Organização Mundial da Saúde (OMS), reunida em Alma-Ata em 1978 (TEIXEIRA, 1988).

Link

O livro *Na corda bamba de sombrinha: a saúde no fio da história*, organizado por Carlos Fidélis Ponte em 2010, foi um projeto financiado pela Organização Pan-Americana de Saúde. Ele apresenta a trajetória da sociedade brasileira na busca por melhores condições de saúde e está disponível no link a seguir.

https://goo.gl/etNPce

O primeiro Simpósio de Política Nacional de Saúde ocorreu em 1979. Esse foi um período de reorganização da sociedade civil, no qual forças políticas ligadas à saúde discutiram o acesso aos serviços de saúde no Poder Legislativo. O segundo Simpósio ocorreu apenas em 1982, já contando com um movimento organizado de reforma sanitária, que propunha um sistema nacional de saúde visando não apenas medidas curativas, como também preventivas. Desses, resultaram as primeiras Ações Integradas de Saúde (AIS), que tinham como diretrizes a universalização, a acessibilidade, a integralidade, a participação comunitária e a descentralização, e foram implantadas em 1983 a partir do Instituto Nacional de Assistência Médica da Previdência Social do Ministério da Previdência e Assistência Social (Inamps/MPAS) (PONTE et al., 2010).

O marco mais importante da reformulação do modelo de saúde pública foi a VIII Conferência Nacional de Saúde, ocorrida em 1986. Esse evento é considerado o maior em discussão dos problemas enfrentados pela saúde pública e contou com a presença de representantes de entidades civis, profissionais, usuários e prestadores públicos, não havendo participação de prestadores privados. Nessa Conferência, foi consentido que a saúde é direito de todos e dever do Estado, democrática e descentralizada, como posteriormente descrito na Constituição Federal de 1988.

Link

Acesse o relatório final da VIII Conferência Nacional de Saúde no link a seguir.

https://goo.gl/5yxz86

O Relatório Final da VIII Conferência Nacional de Saúde destaca os pilares constitutivos da Reforma Sanitária, sendo eles: a ampliação do conceito de saúde, o reconhecimento da saúde como direito de todos e dever do Estado, a criação do SUS, a participação popular e a constituição e ampliação do orçamento social (CONFERÊNCIA NACIONAL DE SAÚDE, 1987).

Exemplo

Proposições do Relatório Final da VIII Conferência Nacional de Saúde referentes ao tema *Reformulação do sistema nacional de saúde*, destacadas por Paim (2008, p. 124):

> Criação de um Sistema Único de Saúde [...] separando totalmente saúde de previdência, através de uma ampla reforma sanitária.
> Equidade em relação ao acesso dos que necessitam atenção.
> Respeito à dignidade dos usuários por parte dos servidores e prestadores de serviços de saúde, como um claro dever e compromisso com a sua função pública.
> Admissão através de concurso público; estabilidade no emprego; composição multiprofissional das equipes; [...] cumprimento da carga horária contratual e incentivo à dedicação exclusiva; direito à greve e sindicalização dos profissionais de saúde; [...] incorporação dos agentes populares de saúde como pessoal remunerado [...].
> O setor privado será subordinado ao papel diretivo da ação estatal nesse setor, garantindo o controle dos usuários através dos seus segmentos organizados; [...] deverá ser considerada a possibilidade de expropriação dos estabelecimentos privados nos casos de inobservância das normas estabelecidas pelo setor público.

> É necessária a formulação de uma política de desenvolvimento científico e tecnológico em saúde [...].
> Em nenhum momento a existência das AIS deverá ser utilizada como justificativa para protelar a implantação do Sistema Único de Saúde.
> Criar as bases para uma Reforma Sanitária Nacional.

Os participantes da 8ª CNS propõem, com esta finalidade, a criação do Grupo Executivo da Reforma Sanitária, composto por órgãos governamentais e pela sociedade civil organizada, de forma paritária (CONFERÊNCIA NACIONAL DE SAÚDE, 1987, p. 384-388).

Após a VIII Conferência, o movimento sanitário passou a pressionar o Ministério da Saúde e o Inamps/MPAS para a convocação de uma Comissão Nacional para a Reforma Sanitária (CNRS) (PONTE et al., 2010). A CNRS foi constituída ainda em 1986, contando com representantes de órgãos governamentais, do Congresso Nacional e da sociedade civil. Concomitantemente ocorria o I Congresso Brasileiro de Saúde Coletiva, conhecido como 1º Abrascão, com o tema central "Reforma Sanitária e Constituinte: garantia do direito universal à saúde". A Reforma Sanitária resultou na criação do SUS, sendo os direitos à saúde descritos na Constituição Federal de 1988.

Exemplo

Trecho retirado da Constituição Federal de 1988 (BRASIL, 1988):

> SEÇÃO II
> DA SAÚDE
> Art. 196. A saúde é direito de todos e dever do Estado, garantido mediante políticas sociais e econômicas que visem à redução do risco de doença e de outros agravos e ao acesso universal e igualitário às ações e serviços para sua promoção, proteção e recuperação.
> Art. 197. São de relevância pública as ações e serviços de saúde, cabendo ao Poder Público dispor, nos termos da lei, sobre sua regulamentação, fiscalização e controle, devendo sua execução ser feita diretamente ou através de terceiros e, também, por pessoa física ou jurídica de direito privado.

Art. 198. As ações e serviços públicos de saúde integram uma rede regionalizada e hierarquizada e constituem um sistema único, organizado de acordo com as seguintes diretrizes:

I — descentralização, com direção única em cada esfera de governo;

II — atendimento integral, com prioridade para as atividades preventivas, sem prejuízo dos serviços assistenciais;

III — participação da comunidade.

Parágrafo único. O sistema único de saúde será financiado, nos termos do art. 195, com recursos do orçamento da seguridade social, da União, dos Estados, do Distrito Federal e dos Municípios, além de outras fontes.

Art. 199. A assistência à saúde é livre à iniciativa privada.

§ 1º — As instituições privadas poderão participar de forma complementar do sistema único de saúde, segundo diretrizes deste, mediante contrato de direito público ou convênio, tendo preferência as entidades filantrópicas e as sem fins lucrativos.

§ 2º — É vedada a destinação de recursos públicos para auxílios ou subvenções às instituições privadas com fins lucrativos.

§ 3º — É vedada a participação direta ou indireta de empresas ou capitais estrangeiros na assistência à saúde no País, salvo nos casos previstos em lei.

§ 4º — A lei disporá sobre as condições e os requisitos que facilitem a remoção de órgãos, tecidos e substâncias humanas para fins de transplante, pesquisa e tratamento, bem como a coleta, processamento e transfusão de sangue e seus derivados, sendo vedado todo tipo de comercialização.

Art. 200. Ao sistema único de saúde compete, além de outras atribuições, nos termos da lei:

I — controlar e fiscalizar procedimentos, produtos e substâncias de interesse para a saúde e participar da produção de medicamentos, equipamentos, imunobiológicos, hemoderivados e outros insumos;

II — executar as ações de vigilância sanitária e epidemiológica, bem como as de saúde do trabalhador;

III — ordenar a formação de recursos humanos na área de saúde;

IV — participar da formulação da política e da execução das ações de saneamento básico;

V — incrementar em sua área de atuação o desenvolvimento científico e tecnológico;

VI — fiscalizar e inspecionar alimentos, compreendido o controle de seu teor nutricional, bem como bebidas e águas para consumo humano;

VII — participar do controle e fiscalização da produção, transporte, guarda e utilização de substâncias e produtos psicoativos, tóxicos e radioativos;

VIII — colaborar na proteção do meio ambiente, nele compreendido o do trabalho.

Fique atento

O SUS foi criado com a Constituição Federal de 1988, artigos 198 a 200. Posteriormente, o SUS foi regulamentado pela lei 8080/1990 e pela lei 8142/1990.

- A lei 8080/1990 dispõe sobre as condições para a promoção, a proteção e a recuperação da saúde, a organização e o funcionamento dos serviços correspondentes e dá outras providências.
- A lei 8142/1990 dispõe sobre a participação da comunidade na gestão do SUS e sobre as transferências intergovernamentais de recursos financeiros na área da saúde e dá outras providências.

Conceitos de saúde e Reforma Sanitária Brasileira

Os conceitos de saúde vinculados à proposta da Reforma Sanitária foram elaborados em 1970 com base na Medicina Social. Tentava-se delimitar um campo e formular uma nova concepção. Como você pode ver no discurso de Silva, em 1973:

> Considera-se saúde e doença como um único processo que resulta da interação do homem consigo mesmo, com outros homens na sociedade e com elementos bióticos e abióticos do meio. Esta interação se desenvolve nos espaços sociais, psicológico e ecológico, e como processo tem dimensão histórica [...]. A saúde é entendida como o estado dinâmico de adaptação a mais perfeita possível às condições de vida em dada comunidade humana, num certo momento da escala histórica [...]. A doença é considerada, então, como manifestação de distúrbios de função e estrutura decorrentes da falência dos mecanismos de adaptação, que se traduz em respostas inadequadas aos estímulos e pressões aos quais os indivíduos e grupos humanos estão continuamente submetidos nos espaços social, psicológico e ecológico (SILVA, 1973, p. 31-32).

A partir desse ponto, e de forma a criar uma cultura de saúde coletiva, os autores passaram a construir materiais focados em dois conceitos principais: determinação social das doenças e processo de trabalho em saúde. Teixeira (1985) defendeu que a saúde e a doença somente poderiam ser entendidas na coletividade, e não pela visão das dimensões biológicas e ecológicas exclusivamente; que se ampliássemos nossa análise conseguiríamos intervir sobre a realidade utilizando os determinantes sociais e históricos enquanto componentes de processos de reorganização social.

A Reforma Sanitária usou do Relatório Final da VIII Conferência de Saúde para ampliar o conceito de saúde que, até então visto apenas como uma questão curativa e assistencial, passou a reconhecer os determinantes e condicionantes de saúde e doença como trabalho, salário, alimentação, habitação, meio ambiente, entre outros. Com isso, a saúde passou a ser considerada o resultado das formas de organização social da produção, as quais podem gerar grandes desigualdades nos níveis de vida, devendo ser entendidas no contexto histórico de cada sociedade no seu estágio de desenvolvimento (PONTE et al., 2010).

Exemplo

Proposições do Relatório Final da VIII Conferência Nacional de Saúde referentes ao tema *Saúde como Direito*, destacadas por Paim (2008, p. 122-123):

> [...] a saúde é a resultante das condições de alimentação, habitação, educação, renda, meio ambiente, transporte, emprego, lazer, liberdade, acesso e posse da terra e acessos a serviços de saúde. É assim, antes de tudo, o resultado das formas de organização social da produção, as quais podem gerar grandes desigualdades nos níveis de vida. A saúde não é um conceito abstrato. Define-se no contexto histórico de determinada sociedade e num dado momento do seu desenvolvimento, devendo ser conquistada pela população em suas lutas cotidianas.
> Direito à saúde significa a garantia, pelo Estado, de condições dignas de vida e acesso universal e igualitário às ações de promoção, proteção e recuperação da saúde, em todos os seus níveis, a todos os habitantes do território nacional, levando ao desenvolvimento pleno do ser humano em sua individualidade.
> [...] necessidade de o Estado assumir explicitamente uma política de saúde consequente e integrada às demais políticas econômicas e sociais, assegurando os meios que permitam efetivá-las. Entre outras condições, isto será garantido mediante controle do processo de formulação, gestão e avaliação das políticas sociais e econômicas pela população.
> Desse conceito amplo de saúde e dessa noção de direito como conquista social, emerge a ideia de que o pleno exercício do direito à saúde implica em garantir: trabalho em condições dignas com amplo conhecimento e controle dos trabalhadores sobre o processo e o ambiente de trabalho; alimentação para todos, segundo as suas necessidades; moradia higiênica e digna; educação e informação plenas; qualidade adequada do meio ambiente; transporte seguro e acessível; repouso, lazer e segurança;

> participação da população na organização, gestão e controle dos serviços e ações de saúde; direito à liberdade, à livre organização e expressão; acesso universal e igualitário aos serviços setoriais em todos os níveis. As limitações e obstáculos ao desenvolvimento e aplicação do direito à saúde são de natureza estrutural [...]. As desigualdades sociais e regionais existentes refletem estas condições estruturais que vêm atuando como fatores limitantes ao pleno desenvolvimento de um nível satisfatório de saúde, e de uma organização de serviços socialmente adequada. (CONFERÊNCIA NACIONAL DE SAÚDE, 1987, p. 382-383)

Em 1992, Vaistman questionou o conceito ampliado de saúde proposto até então: acreditava ser muito restrito quando concebido como resultado de uma forma de organização. Para a autora, mesmo que se admitissem as relações de classe enquanto processo social e determinante de desigualdades nas condições de vida e de saúde, existiam outros fatores também relevantes, como gênero, cor e idade, que acentuariam as inequidades em saúde, além do conjunto de necessidades humanas abarcado pela subsistência, proteção, afeto, compreensão, participação, lazer, criação, identidade e liberdade. Apresentou uma reconceitualização de saúde para além do físico e social, mas também mental:

> A existência de saúde, que é física e mental - está ligada a uma série de condições irredutíveis umas às outras [...] É produzida dentro de sociedades que, além da produção, possuem formas de organização da vida cotidiana, da sociabilidade, da afetividade, da sensualidade, da subjetividade, da cultura e do lazer, das relações com o meio ambiente. É antes resultante do conjunto da experiência social, individualizada em cada sentir e vivenciada num corpo que é também, não esqueçamos, biológico. Uma concepção de saúde não-reducionista deveria recuperar o significado do indivíduo em sua singularidade e subjetividade na relação com os outros e com o mundo. Pensar a saúde hoje passa então por pensar o indivíduo em sua organização da vida cotidiana, tal como esta se expressa não só através do trabalho mas também do lazer - ou da sua ausência, por exemplo - do afeto, da sexualidade, das relações com o meio ambiente. Uma concepção ampliada da saúde passaria então por pensar a recriação da vida sobre novas bases [...] (VAITSMAN, 1992, p. 171).

Saiba mais

- **Equidade em saúde** — Equidade é um dos princípios doutrinários do SUS e tem relação direta com os conceitos de igualdade e de justiça. No âmbito do sistema nacional de saúde se evidencia, por exemplo, no atendimento aos indivíduos de acordo com suas necessidades, oferecendo mais a quem mais precisa e menos a quem requer menos cuidados. Busca-se, com esse princípio, reconhecer as diferenças nas condições de vida e saúde e nas necessidades das pessoas, considerando que o direito à saúde passa pelas diferenciações sociais e deve atender à diversidade (conceito extraído de: **https://goo.gl/RvhPNC**).
- **Determinantes sociais** — De acordo com definição da OMS, os determinantes sociais da saúde estão relacionados às condições em que uma pessoa vive e trabalha. Também podem ser considerados os fatores sociais, econômicos, culturais, étnicos/raciais, psicológicos e comportamentais, que influenciam a ocorrência de problemas de saúde, e fatores de risco à população, tais como moradia, alimentação, escolaridade, renda e emprego (conceito extraído de: **https://goo.gl/TCXkPN**).

Vale a pena salientar que, apesar do conceito saúde e doença com determinantes biológicos e psicossociais serem discutidos no Brasil apenas com a Reforma Sanitária, a OMS já havia publicado, em 7 de abril de 1948, uma carta reconhecendo a saúde como obrigação de Estado, e que dispunha que "[...] saúde é o estado do mais completo bem-estar físico, mental e social e não apenas a ausência de enfermidade" (SCLIAR, 2007). Esse conceito recebeu duras críticas, mas em 1978 se consolidou após reafirmação na declaração final da Conferência Internacional de Assistência Primária à Saúde, promovida pela OMS e realizada na cidade Alma-Ata em seu primeiro item:

> I) A Conferência enfatiza que a saúde - estado de completo bem- estar físico, mental e social, e não simplesmente a ausência de doença ou enfermidade - é um direito humano fundamental, e que a consecução do mais alto nível possível de saúde é a mais importante meta social mundial, cuja realização requer a ação de muitos outros setores sociais e econômicos, além do setor saúde (DECLARAÇÃO..., 1978, p. 1).

Em seu conceito mais atual, a saúde reflete uma conjuntura social, econômica, política e cultural. Em outras palavras, ela não representa a mesma coisa para todas as pessoas. A formulação de saúde dependerá da época, do lugar, da classe social, de valores individuais, de concepções científicas, religiosas ou filosóficas (FREITAS et al., 2011).

Contribuições da Reforma Sanitária para as Políticas Públicas de Saúde

A Reforma Sanitária Brasileira, vista como reforma social, alcançou parcialmente seus objetivos, sendo seu maior avanço a Constituição Federal de 1988 e a implantação do SUS. Os ideais levantados com a Reforma tendem à manipulação política, principalmente no que tange a organização dos serviços, e iludem quanto a sua solução, que passa a falhar quando se tem um Estado capitalista e a presença de iniquidades na saúde (PAIM, 2008).

Mesmo que ainda aguardemos uma concretização dos ideais da Reforma, ela contribuiu para que aprimorássemos as políticas de saúde, difundindo a consciência da saúde como direito, vinculando a saúde à cidadania, democratizando a saúde, descentralizando-a político-administrativamente e, principalmente, ao inserir dispositivos de controle social no SUS. Tudo isso alicerçado em leis, como a Constituição Federal de 1988, a lei 8080 de 1990 e a lei 8142 de 1990.

Exemplo

São princípios do SUS descritos no art 7º da lei 8.080, de 1990 (BRASIL, 1990a):

> I - universalidade de acesso aos serviços de saúde em todos os níveis de assistência;
> II - integralidade de assistência, entendida como conjunto articulado e contínuo das ações e serviços preventivos e curativos, individuais e coletivos, exigidos para cada caso em todos os níveis de complexidade do sistema;
> III - preservação da autonomia das pessoas na defesa de sua integridade física e moral;
> IV - igualdade da assistência à saúde, sem preconceitos ou privilégios de qualquer espécie;
> V - direito à informação, às pessoas assistidas, sobre sua saúde;
> VI - divulgação de informações quanto ao potencial dos serviços de saúde e a sua utilização pelo usuário;

VII - utilização da epidemiologia para o estabelecimento de prioridades, a alocação de recursos e a orientação programática;
VIII - participação da comunidade;
IX - descentralização político-administrativa, com direção única em cada esfera de governo:
a) ênfase na descentralização dos serviços para os municípios;
b) regionalização e hierarquização da rede de serviços de saúde;
X - integração em nível executivo das ações de saúde, meio ambiente e saneamento básico;
XI - conjugação dos recursos financeiros, tecnológicos, materiais e humanos da União, dos Estados, do Distrito Federal e dos Municípios na prestação de serviços de assistência à saúde da população;
XII - capacidade de resolução dos serviços em todos os níveis de assistência; e
XIII - organização dos serviços públicos de modo a evitar duplicidade de meios para fins idênticos.
XIV – organização de atendimento público específico e especializado para mulheres e vítimas de violência doméstica em geral, que garanta, entre outros, atendimento, acompanhamento psicológico e cirurgias plásticas reparadoras, em conformidade com a Lei nº 12.845, de 1º de agosto de 2013.

Durante a Reforma Sanitária, a VIII Conferência Nacional de Saúde se mostrou o passo mais importante para o desenvolvimento do controle social, pois foi a primeira conferência de saúde a permitir participação popular, tanto no desenvolvimento das propostas quanto na votação. A participação popular contribui com a consolidação do SUS, com ela os cidadãos podem participar dos debates e da avaliação da política pública.

Fique atento

A lei que regula a participação popular no SUS é a lei 8.142, de 1990. Ela determina que isso ocorra de duas formas, uma é a participação nos conselhos de saúde e a outra, nas conferências de saúde, como você pode perceber a seguir (BRASIL, 1990b):

> Art. 1º - O Sistema Único de Saúde - SUS de que trata a Lei nº 8.080, de 19 de setembro de 1990, contará, em cada esfera de governo, sem prejuízo das funções do Poder Legislativo, com as seguintes instâncias colegiadas:
> I - a Conferência de Saúde, e
> II - o Conselho de Saúde.
> § 1º - A Conferência de Saúde reunir-se-á cada 4 anos com a representação dos vários segmentos sociais, para avaliar a situação de saúde e propor as diretrizes para a formulação da política de saúde nos níveis correspondentes, convocada pelo Poder Executivo ou, extraordinariamente, por este ou pelo Conselho de Saúde.
> § 2º - O Conselho de Saúde, em caráter permanente e deliberativo, órgão colegiado composto por representantes do governo, prestadores de serviço, profissionais de saúde e usuários, atua na formulação de estratégias e no controle da execução da política de saúde na instância correspondente, inclusive nos aspectos econômicos e financeiros, cujas decisões serão homologadas pelo chefe do poder legalmente constituído em cada esfera do governo.
> § 3º- O Conselho Nacional de Secretários de Saúde - CONASS e o Conselho Nacional de Secretários Municipais de Saúde CONASEMS terão representação no Conselho Nacional de Saúde.
> § 4º - A representação dos usuários nos Conselhos de Saúde e Conferências de Saúde será paritária em relação ao conjunto dos demais segmentos.
> § 5º - As Conferências de Saúde e os Conselhos de Saúde terão sua organização e normas de funcionamento definidas em regimento próprio aprovados pelo respectivo Conselho.

Saiba mais

Histórico do Conselho Nacional de Saúde (CNS)

Lei n.º 378, de 13 de janeiro de 1937: instituiu o CNS. O Estado não oferecia assistência médica, a não ser em casos especiais, como tuberculose, hanseníase e doença mental. Membros eram indicados pelo Ministro.

Decreto n.º 34.347, de 8 de abril de 1954: CNS foi regulamentado para assistir ao Ministro na determinação das bases gerais dos programas de proteção à saúde. Possuía 17 membros indicados pelo Ministro.

Decreto n.º 45.913, de 29 de abril de 1959: aumentou o número de conselheiros para 24.

Decreto n.º 847, de 5 de abril de 1962: o número de conselheiros indicados pelo Ministro passou para 27.

Decreto n.º 67.300, de 30 de setembro de 1970: o CNS passa a examinar e emitir parecer sobre questões ou problemas relativos à promoção, proteção e recuperação da saúde.

Década de 1970: início do movimento de Reforma Sanitária, ocorreram discussões importantes, como a da integralidade, da descentralização e da universalização.

1986: VIII Conferência de Saúde, a primeira com participação popular.

Decreto n.º 93.933, de 14 de janeiro de 1987: dispõe sobre a organização e as atribuições do CNS, com funções normativas e de assessoramento. Era composto por 13 membros indicados pelo governo e contava com 7 membros da sociedade civil, porém esses deveriam ser personalidades de notória capacidade e com comprovada experiência na área da saúde, o que fez com que os integrantes continuassem sendo indicados pelo Ministro.

Constituição Federal de 1988: criação do SUS, resultado da VIII Conferência de Saúde.

Lei n.º 8.142, de 28 de dezembro de 1990: instituiu as Conferências e os Conselhos de Saúde, instâncias de Controle Social.

Decreto n.º 99.438, de 7 de julho de 1990: regulamentou as novas atribuições do CNS e definiu as entidades e órgãos que comporiam o novo plenário, com 30 membros. Usuários de saúde passariam a compor 50% das vagas, resultado de longa negociação do Ministério da Saúde com o Movimento Social.

Resolução n.º 333, de 04 de novembro de 2003, do CNS: aprovou diretrizes para a criação, a reformulação, a estruturação e o funcionamento dos conselhos de saúde.

Decreto Presidencial n.º 5.839, de 11 de julho de 2006: CNS passa a escolher seus membros a partir de processo eleitoral e elege seu Presidente, a presidência do Conselho até então era ocupado pelo Ministro da Saúde. O CNS passou a ter 48 conselheiros representados por usuários, profissionais de saúde, gestores e prestadores.
Resolução n.º 453, de 10 de maio de 2012: atualiza diretrizes para a criação, a reformulação, a estruturação e o funcionamento dos conselhos de saúde.

O modelo de atenção que vivenciamos é fruto da Reforma Sanitária Brasileira, mas não como o idealizado na VIII Conferência Nacional de Saúde devido às iniquidades e desafios contemporâneos, como o crescimento populacional acelerado e as dificuldades estruturais. Mas devemos o fato de termos um Sistema de Saúde público e universal aos quatro mil cidadãos que nos dias 17 a 21 de março de 1986 tiveram a saúde pública como compromisso.

Link

Acesse o link a seguir para ver entrevistas de com participantes do processo de construção do SUS.

https://goo.gl/Lf3P3J

Exercícios

1. Qual foi o marco mais importante para o movimento da Reforma Sanitária Brasileira e para a reformulação das Políticas de Saúde, sendo o primeiro evento de discussão a contar com a participação social?

a) Segundo Simpósio de Política Nacional de Saúde — 1982.
b) I Congresso Brasileiro de Saúde Coletiva (Abrascão) — 1986.
c) VIII Conferência Nacional de Saúde — 1986.
d) Primeiro Simpósio de Política Nacional de Saúde — 1979.

e) Conferência Internacional sobre Cuidados Primários à Saúde — 1978.

2. O movimento sanitário pressionou o Ministério da Saúde a convocar uma Comissão Nacional para a Reforma Sanitária (CNRS). A CNRS foi constituída em qual ano?
a) 1987.
b) 1992.
c) 1988.
d) 1986.
e) 1990.

3. O direito à saúde, universal e igualitário, assim como a criação de um sistema único de saúde, ocorreu com a publicação de qual legislação?
a) Decreto nº. 93.333 de 1987.
b) Lei 8080/1990.
c) Resolução nº. 333 de 2003.
d) Constituição Federal de 1988.
e) Lei 8142/1990.

4. Qual é a legislação que regulamenta a participação da comunidade na gestão do SUS, definindo como instâncias colegiadas as conferências de saúde e conselhos de saúde?
a) Decreto nº. 93.333 de 1987.
b) Lei 8080/1990.
c) Resolução n.º 333 de 2003.
d) Constituição Federal de 1988.
e) Lei 8142/1990.

5. Participaram da VIII Conferência Nacional da Saúde:
a) Entidades públicas, profissionais, usuários, prestadores privados.
b) Entidades privadas, profissionais, usuários, prestadores públicos.
c) Entidades civis, profissionais, usuários, prestadores privados.
d) Entidades privadas, profissionais, usuários, prestadores privados.
e) Entidades civis, profissionais, usuários, prestadores públicos.

Referências

BRASIL. Constituição (1988). *Constituição da República Federativa do Brasil*. Brasília, DF: Senado Federal, 1988.

BRASIL. Lei nº 8.080, de 19 de setembro de 1990. Dispõe sobre as condições para a promoção, proteção e recuperação da saúde, a organização e o funcionamento dos serviços correspondentes e dá outras providências. Brasília, DF, 1990a. Disponível em: <http://www.planalto.gov.br/ccivil_03/leis/l8080.htm>. Acesso em: 16 mar. 2018.

BRASIL. Lei nº 8.142, de 28 de dezembro de 1990. Dispõe sobre a participação da comunidade na gestão do Sistema Único de Saúde (SUS) e sobre as transferências intergovernamentais de recursos financeiros na área da saúde e dá outras providências. Brasília, DF, 1990b. Disponível em: <http://conselho.saude.gov.br/legislacao/lei8142_281290.htm>. Acesso em: 16 mar. 2018.

BRASIL. Ministério da Saúde. Conselho Nacional de Saúde. *Resolução nº 333, de 04 de novembro de 2003*. Brasília, DF, 2003. Disponível em: <http://conselho.saude.gov.br/ultimas_noticias/2005/resolucao333.htm>. Acesso em: 16 mar. 2018.

BRASIL. Ministério da Saúde. Conselho Nacional de Saúde. *Resolução nº 453, de 10 de maio de 2012*. Brasília, DF, 2012. Disponível em: <http://bvsms.saude.gov.br/bvs/saudelegis/cns/2012/res0453_10_05_2012.html>. Acesso em: 16 mar. 2018.

CONFERÊNCIA NACIONAL DE SAÚDE, 8., 1986, Brasília. *Anais*... Brasília, DF: Centro de Documentação do Ministério da Saúde, 1987.

DECLARAÇÃO de Alma-Ata. In: CONFERÊNCIA INTERNACIONAL SOBRE CUIDADOS PRIMÁRIOS DE SAÚDE ALMA-ATA, 6 a 12 set. 1978, URSS. [*Anais eletrônicos*...]. Disponível em: <http://cmdss2011.org/site/wp-content/uploads/2011/07/Declara%C3%A7%C3%A3o-Alma-Ata.pdf>. Acesso em: 16 mar. 2018.

FREITAS, D. A. et al. Saúde e comunidades quilombolas: uma revisão da literatura. *Revista CEFAC*, São Paulo, v. 13, n. 5, p. 937-943, set./out. 2011.

PAIM, J. S. *Reforma sanitária brasileira*: contribuição para a compreensão e crítica. Salvador: EDUFBA; Rio de Janeiro: FIOCRUZ, 2008.

PONTE, C. F. et al. (Org.). *Na corda bamba de sombrinha*: a saúde no fio da história. Rio de Janeiro: Fiocruz/COC; Fiocruz/EPSJV, 2010.

SCLIAR, M. História do conceito de saúde. *PHYSIS*: Revista de Saúde Coletiva, Rio de Janeiro, v. 17, n. 1, p. 29-41, 2007.

SILVA, G. R. S. Origens da medicina preventiva como disciplina do ensino médico. *Revista do Hospital das Clínicas*, São Paulo, v. 28, n. 2, p. 31-35, 1973.

TEIXEIRA, S. M. F. (Coord.). *Antecedentes da reforma sanitária*. Rio de Janeiro: ENSP, 1988.

TEIXEIRA, S. As ciências sociais em saúde no Brasil. In: NUNES, E. D. (Org.). *As ciências sociais em saúde na América Latina*: tendências e perspectivas. Brasília, DF: OPAS, 1985. p. 221-232.

VAITSMAN, J. Saúde, cultura e necessidades. In: FLEURY, S. (Org.) *Saúde coletiva?*: questionando a onipotência do social. Rio de Janeiro: Relume-Dumará, 1992. p. 157-173.

Lei Orgânica: Leis 8.080/90 e 8.142/90

Objetivos de aprendizagem

Ao final deste capítulo, você deve apresentar os seguintes aprendizados:

- Identificar a Lei nº 8.080/90.
- Descrever a Lei nº 8.142/90.
- Relacionar a criação dessas legislações com a Reforma Sanitária do Brasil.

Introdução

O processo de implantação e consolidação do Sistema Único de Saúde (SUS), desde a Constituição Federal em 1988, vem sendo foco de diversos instrumentos normativos, como forma de regulamentar e colocar em prática os objetivos, diretrizes e princípios do SUS.

As Leis nº 8.080/90 e 8.142/90 abordam a organização, o funcionamento dos serviços, a participação da comunidade na gestão do SUS e as transferências intergovernamentais de recursos financeiros na área da saúde.

Neste capítulo, você vai estudar as Leis 8.080/90 e 8.142/90, suas disposições principais e a relação da criação destas com a Reforma Sanitária do Brasil.

Lei Orgânica nº 8.080/90

A Lei Orgânica nº 8.080/90 tem o objetivo de delinear as condições necessárias à promoção, proteção e recuperação da saúde. Aborda também como deve ser a organização e o funcionamento dos serviços de saúde correspondentes (BRASIL, 1990a).

Essa lei tem abrangência nacional e regula as ações e serviços de saúde, que podem ser executados de forma isolada ou conjuntamente, de modo permanente ou eventual, por pessoas físicas ou jurídicas de direito privado ou público.

Uma grande conquista da regulamentação dessa lei é o estabelecimento da saúde como um direito do ser humano, sendo dever do Estado garantir a saúde através da formação e da aplicação das políticas econômicas e sociais necessárias à redução de riscos de doenças e outras injúrias. O Estado deve estabelecer as condições que assegurem o acesso universal e de forma igualitária às ações e aos serviços para a sua promoção, proteção e recuperação. Os deveres das pessoas, da família, da sociedade e das empresas não devem ser excluídos.

O conceito de saúde, evidenciado na Lei nº 8.080/90, traz como fatores fundamentais na determinação e na condição da saúde o local de domicílio do indivíduo, englobando a casa, o saneamento e o meio ambiente, além da alimentação, da educação, do trabalho, da renda, do lazer, do transporte e do acesso a bens e serviços primordiais (BRASIL, 1990a). É importante salientar que, através dessa concepção, a organização social e econômica de um país é expressa pelos níveis de saúde de uma população.

A Lei nº 8.080/90 traz, em sua disposição preliminar, que o SUS é composto por um conjunto de ações e serviços de saúde, oferecidos por órgãos e instituições públicas federais, estaduais e municipais, da administração direta e indireta. Estão incluídas as instituições de controle de qualidade, pesquisa e produção de insumos, medicamentos, inclusive de sangue e hemoderivados, e de equipamentos para saúde, ainda que a iniciativa privada possa participar do SUS, em caráter complementar (BRASIL, 1990a).

Essa lei traz como objetivos do SUS: a identificação e a divulgação dos fatores fundamentais a saúde, a criação de políticas de saúde e a assistência aos indivíduos por meio de ações de promoção, proteção e recuperação da saúde, de forma integrada às ações assistenciais e às atividades preventivas.

Estão incluídas ainda, no campo de atuação do SUS, a vigilância e a orientação alimentar, um ponto importante no desenvolvimento das crianças e adolescentes, bem como de adultos vulneráveis e idosos. Une-se a isso a fiscalização e a inspeção da qualidade dos alimentos, da água e de bebidas para o consumo humano, procurando evitar contaminações e disseminação de doenças. Torna-se necessária, para isso, uma participação efetiva na formulação da política e na execução de ações de saneamento básico, colaborando assim também com a proteção ao meio ambiente.

Outro ponto de responsabilidade do SUS inclui a formulação de políticas, o controle e a fiscalização em relação aos medicamentos, equipamentos, imunobiológicos, sangue e derivados, bem como a responsabilidade na produção, transporte, guarda e utilização de substâncias e produtos psicoativos, tóxicos e radioativos.

Em relação a isso, a Lei nº 8.080/90 conceitua a vigilância sanitária como um conjunto de ações capazes de eliminar, diminuir ou prevenir riscos à saúde e de interferir nos problemas advindos do meio ambiente, bem como produção e circulação de bens e serviços de saúde (BRASIL, 1990a). A Agência Nacional de Vigilância Sanitária (Anvisa) foi criada 9 anos depois, através da Lei nº 9.782/99, onde são apresentadas as suas competências e a sua organização (BRASIL, 1999a).

O SUS ainda é responsável pela vigilância epidemiológica, cujas ações propiciam o conhecimento e a identificação ou prevenção dos fatores determinantes e condicionantes de saúde individual ou coletiva, com o intuito de indicar e adotar as medidas de controle das doenças ou injúrias.

Em relação à saúde do trabalhador, o SUS deve promover e proteger a saúde dos trabalhadores, com vistas à recuperação e à reabilitação de sua saúde, identificando os riscos decorrentes das condições de trabalho.

Todas as ações e serviços públicos ou privados contratados ou conveniados que integram o SUS obedecerão às diretrizes do art. 198 da Constituição Federal, garantindo a universalidade de acesso a todos os serviços de saúde, a integralidade de assistência, do básico ao mais complexo nível de atendimento, e deverão preservar a autonomia das pessoas em suas escolhas e decisões, oferecendo assistência igualitária à saúde, com direito de acesso e divulgação de informações pertinentes à saúde. Serão utilizados dados epidemiológicos no estabelecimento de prioridades e na distribuição de recursos. Deve-se garantir a participação da comunidade, a descentralização político-administrativa e a integração em nível executivo das ações de saúde, unindo os recursos financeiros, tecnológicos, materiais e humanos da União, dos Estados, do Distrito Federal e dos Municípios na prestação de serviços de assistência à saúde da população.

As ações e serviços de saúde serão executadas pelo SUS de forma hierarquizada e regionalizada, em níveis de crescente complexidade. A direção do SUS é exclusiva, sendo desempenhada em cada esfera do governo, conforme a Figura 1.

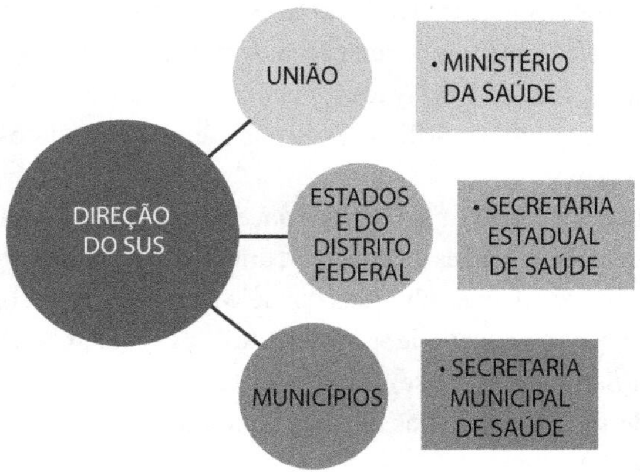

Figura 1. Direção do SUS em cada esfera do governo.

Outro ponto salientado na Lei nº 8.080/90 é que a saúde está aberta à iniciativa privada, devendo respeitar os princípios éticos e as normas vigentes, conforme a direção do SUS (BRASIL, 1990a). Pode ser por iniciativa de profissionais liberais habilitados e/ou pessoas jurídicas, que poderão atuar na promoção, na proteção e na recuperação da saúde. É proibida a participação direta ou indireta de empresas ou de capitais estrangeiros na assistência à saúde, exceto doações de organismos internacionais vinculados à Organização das Nações Unidas (ONU), de entidades de cooperação técnica e de financiamento e empréstimos.

A Lei nº 8.080/90 salienta que a política de formação de recursos humanos na área da saúde será padronizada e realizada, articuladamente, pelas diferentes esferas de governo. O desenvolvimento dos recursos humanos ocorrerá em todos os níveis de ensino, inclusive de pós-graduação, além da elaboração de programas de permanente aperfeiçoamento de pessoal (BRASIL, 1990a).

Os diferentes campos e serviços públicos que integram o SUS constituem local de prática para ensino e pesquisa, conforme as normas específicas elaboradas em conjunto com o sistema educacional. A pesquisa e o desenvolvimento científico e tecnológico em saúde serão financiados pelo SUS, pelas universidades e pelo orçamento fiscal.

A lei traz também informações acerca do orçamento da seguridade social, que se destinará ao SUS conforme a receita estimada, os recursos necessários à realização de suas finalidades e os previstos em proposta elaborada pela sua direção nacional. Para isso, contará com a participação dos órgãos da

Previdência e da Assistência Social, tendo em vista as metas e prioridades estabelecidas na Lei de Diretrizes Orçamentárias. Os critérios a serem estabelecidos para determinar os valores a serem transferidos aos Estados, ao Distrito Federal e aos Municípios serão determinados através do perfil demográfico e epidemiológico de cada região, das características da rede de saúde na área, dos níveis de participação do setor saúde nos orçamentos estaduais e municipais, bem como do desempenho técnico, econômico e financeiro no período anterior. Vai depender também da previsão do plano quinquenal de investimentos da rede e do ressarcimento do atendimento a serviços prestados para outras esferas de governo.

Ao longo das últimas décadas, sucessivas leis acrescentam à Lei nº 8.080/90 e outras a tem complementado. Entre elas, pode-se citar:

- a Lei nº 9.836/99, que institui o subsistema de Atenção à Saúde Indígena (BRASIL, 1999b);
- a Lei nº 10.424/2002, que estabelece o atendimento e a internação domiciliar (BRASIL, 2002);
- a Lei nº 11.108/2005, que preconiza o direito ao acompanhamento ao parto (BRASIL, 2005);
- a emenda Constitucional 29 e a Lei Complementar nº 141/2012, que regulamentam o financiamento da saúde.

Fique atento

O Decreto nº 7.508, de 28 de junho de 2011, regulamenta a Lei nº 8.080, de 19 de setembro de 1990, para dispor sobre a organização do SSUS, o planejamento da saúde, a assistência à saúde e a articulação interfederativa (BRASIL, 2011).

Lei Orgânica nº 8.142/1990

A Lei Orgânica nº 8.142/1990 foi importante para a regulação dos serviços de saúde, pois dispõe sobre a participação da comunidade na gestão do SUS e sobre as transferências intergovernamentais de recursos financeiros na área da saúde, além de outras providências (BRASIL, 1990b).

Em relação à participação da comunidade, nessa lei são apresentadas as duas instâncias colegiadas, assim descritas:

1. Conferência de Saúde – deverá acontecer a cada 4 anos, contando com a representação dos vários segmentos sociais, tendo por objetivo de avaliar a condição de saúde e recomendar as diretrizes para a formulação da política de saúde nos níveis correspondentes; será convocada pelo Poder Executivo ou, extraordinariamente, por esta ou pelo Conselho de Saúde.
2. Conselho de Saúde – será o órgão colegiado, de caráter permanente e deliberativo, formado por representantes do governo, prestadores de serviço, profissionais de saúde e usuários; atua na criação de estratégias e no controle do cumprimento da política de saúde na instância correspondente, incluindo os aspectos econômicos e financeiros, cujas decisões serão aprovadas pelo chefe do poder legalmente constituído em cada esfera do governo.

Representantes do Conselho Nacional de Secretários de Saúde (CONASS) e o do Conselho Nacional de Secretários Municipais de Saúde (CONASEMS) terão participação no Conselho Nacional de Saúde.

Tais Conferências de Saúde e Conselhos de Saúde terão sua organização e regras de funcionamento definidas em regimento próprio, aprovadas pelo respectivo conselho. E a representação dos usuários nos Conselhos de Saúde e Conferências será paritária em relação ao conjunto dos demais segmentos, isto é, representará 50%.

Em relação aos recursos, os provenientes do Fundo Nacional de Saúde (FNS) serão alocados como: despesas do Ministério da Saúde, de seus órgãos e entidades, de investimentos previstos em lei orçamentária, de iniciativa do Poder Legislativo e aprovados pelo Congresso Nacional, de investimentos previstos no Plano Quinquenal do Ministério da Saúde e pela cobertura das ações e serviços de saúde a serem implementados pelos Municípios, Estados e Distrito Federal.

Esses recursos serão determinados a investimentos na rede de serviços, à cobertura assistencial ambulatorial e hospitalar e às demais ações de saúde. Serão repassados de forma regular e automática para os Municípios, Estados e Distrito Federal. Desses serão designados pelo menos 70% aos Municípios, sendo que o remanescente será repassado aos Estados.

As condições para que Municípios, os Estados e o Distrito Federal possam receber os recursos exigem que devam contar com: um fundo de Saúde, um Conselho de Saúde, um plano de saúde, relatórios de gestão, uma contrapartida de recursos para a saúde no respectivo orçamento e uma comissão de elaboração do Plano de Carreira, Cargos e Salários (PCCS), previsto o prazo de dois anos para sua implantação. O não atendimento desses requisitos implicará em que esses recursos sejam administrados, respectivamente, pelos Estados ou pela União.

Saiba mais

A Resolução nº 453/2012 define o funcionamento dos conselhos de saúde e determina a distribuição das vagas da seguinte forma: 50% de entidades e movimentos representativos de usuários, 25% de entidades representativas dos trabalhadores da área de saúde e 25% de representação de governo e prestadores de serviços privados conveniados, ou sem fins lucrativos (BRASIL, 2012).

Leis nº 8.080/90 e 8.142/90 e a Reforma Sanitária do Brasil

A Reforma Sanitária no Brasil nasceu em meados dos anos 1970 através de um movimento organizado solidamente e com participação de intelectuais, profissionais dos sistemas de saúde, parcela da burocracia e organizações populares e sindicais.

O Movimento pela Reforma Sanitária Brasileira lutava pela garantia do direito universal à saúde e pela construção de um sistema único e estatal de serviços. Foi através da 8ª Conferência Nacional de Saúde, reunindo mais de 5.000 pessoas na maior participação popular da história dos movimentos sociais, que houve a definição das estratégias a serem defendidas na Constituinte de 1988.

Houve, então, a defesa do reconhecimento da saúde como direito de cidadania e dever do Estado, defesa de um sistema de saúde único, de acesso universal, igualitário e descentralizado, com mudanças no financiamento do setor. O SUS foi, então, criado pela Constituição brasileira de 1988, e é um marco e um avanço na saúde do país.

A Constituição Federal, que é considerada um marco jurídico, traz em seu artigo 198 alguns dos princípios do SUS; dentre eles, o SUS como uma rede regionalizada e hierarquizada, constituindo um sistema único, organizado onde se aplica a descentralização, o atendimento integral, com prioridade para as atividades preventivas, sem prejuízo dos serviços assistenciais e com a participação da comunidade.

Uma vez constituído o SUS, houve a necessidade de regulamentação, o que aconteceu em 1990 com a promulgação da Lei nº 8.080/90, que dispõe sobre as condições para a promoção, proteção e recuperação da saúde e a organização e o funcionamento dos serviços correspondentes, além de dar outras providências; e a Lei nº 8.142/90, que dispõe sobre a participação da comunidade na gestão do Sistema Único de Saúde (SUS) e sobre as transferências intergovernamentais de recursos financeiros na área da saúde, além de dar outras providências. A criação dessas leis visa implantar modificações no sistema de saúde que vêm ao encontro dos ideais e lutas que surgiram na Reforma sanitária. A sanção da Lei nº 8.080/90 é um dos grandes marcos da conquista dos sanitaristas em estabelecer que a saúde é direito de todos, dever do Estado e que ela tenha como princípios a universalidade, a equidade e a integralidade, com participação e controle social.

Exercícios

1. A Lei Orgânica nº 8.142/1990 dispõe sobre a participação da comunidade na gestão do SUS, que pode se dar através da Conferência de Saúde, cujas características são:

a) Ocorre a cada 3 anos, por meio da representação dos vários segmentos sociais, com objetivo de avaliar o incentivo fiscal à saúde e propor as diretrizes para a formulação da política de saúde nos níveis correspondentes, sendo convocada pelo Poder Executivo ou pelo Conselho de Saúde.

b) Ocorre a cada 4 anos, por meio da representação dos vários segmentos sociais, com objetivo de avaliar a situação de saúde e propor as diretrizes para a formulação da política de saúde nos níveis correspondentes, sendo convocada pela Secretaria Municipal de Saúde.

c) Ocorre a cada 2 anos, por meio da representação dos vários segmentos sociais, com objetivo de avaliar a situação de saúde e propor os deveres da população com o sistema de saúde, sendo convocada pelo Poder Executivo ou pelo Conselho de Saúde.

d) Ocorre a cada 4 anos, por meio da representação dos vários segmentos sociais, com objetivo de avaliar a situação de saúde e propor as diretrizes para a formulação da política de saúde nos níveis correspondentes, sendo convocada pelo Poder Executivo ou pelo Conselho de Saúde.

e) Ocorre a cada 3 anos, por meio da representação dos vários segmentos sociais, com objetivo de avaliar a situação de saúde e propor as diretrizes para a formulação da política de saúde nos níveis correspondentes, sendo convocada pelo Poder Executivo ou pelo Conselho de Saúde.

2. Conforme a Lei nº 8.080/90, a vigilância sanitária é um conjunto de ações capaz de:

a) Eliminar, diminuir ou prevenir riscos à saúde e intervir nos problemas sanitários decorrentes do meio ambiente, da produção e circulação de bens e da prestação de serviços de interesse da saúde, abrangendo o controle de bens de consumo e o controle da prestação de serviços que se relacionam direta ou indiretamente com a saúde.

b) Diminuir apenas os riscos à saúde e intervir nos problemas sanitários decorrentes da produção e circulação de bens e da prestação de serviços de interesse da saúde, abrangendo o controle de bens de consumo e o controle da prestação de serviços que se relacionam direta ou indiretamente com a saúde.

c) Eliminar e diminuir os riscos à saúde e intervir nos problemas sanitários decorrentes da produção e circulação de bens e da prestação de serviços de interesse da saúde, abrangendo o controle de bens de consumo e o controle da prestação de serviços que se relacionam direta ou indiretamente com a saúde.

d) Eliminar, diminuir ou prevenir riscos à saúde e intervir nos problemas sanitários decorrentes do meio ambiente, da produção e circulação de bens e da prestação de serviços de interesse da saúde, abrangendo apenas o controle da prestação de serviços que se relacionam direta ou indiretamente com a saúde.

e) Diminuir ou prevenir riscos à saúde e intervir nos problemas sanitários decorrentes do meio ambiente e da prestação de serviços de interesse da saúde, abrangendo o controle de bens de consumo e o controle da prestação de serviços que se relacionam direta ou indiretamente com a saúde.

3. Em relação à política de formação de recursos humanos na área da saúde, conforme a Lei nº 8.080/90, pode-se inferir que:

a) Será formalizada e executada pelas diferentes esferas de governo, no nível de graduação, excluindo-se a pós-graduação, além da elaboração de programas de permanente aperfeiçoamento de pessoal.

b) Será formalizada e executada pelas diferentes esferas de governo, em todos os níveis de ensino, inclusive de pós-graduação, além da elaboração de programas de permanente aperfeiçoamento de pessoal.

c) Será formalizada e executada pelas diferentes esferas de governo, em todos os níveis de ensino, inclusive de pós-graduação, exceto os programas de permanente aperfeiçoamento de pessoal.

d) Será formalizada e executada pelo estado, no nível de graduação, excluindo-se a pós--graduação, além da elaboração de programas de permanente aperfeiçoamento de pessoal.

e) Será executada pelas diferentes esferas de governo, nos níveis de ensino médio e superior, excluindo-se a pós-graduação e os programas de permanente aperfeiçoamento de pessoal.

4. Conforme a Lei nº 8.080/90, a saúde tem como fatores determinantes e condicionantes, entre outros:

a) A alimentação, a moradia, o saneamento básico, o meio ambiente, o trabalho, a renda, a educação, o transporte, o lazer e o acesso aos bens e serviços essenciais; sendo que os níveis de saúde da população não expressam a organização social e econômica do país.

b) A alimentação, a política, o saneamento básico, a família, o trabalho, a renda, a educação, o transporte, o lazer e o acesso aos bens e serviços essenciais; sendo que os níveis de saúde da população expressam a organização social e econômica do país.

c) A nutrição, a hidratação, a eliminação, o meio ambiente, o trabalho, a renda, a educação, o transporte, o lazer e o acesso aos bens e serviços essenciais; sendo que os níveis de saúde da população não expressam a organização social e econômica do país.

d) A alimentação, a moradia, o saneamento básico, a família, o trabalho, a renda, a educação, o transporte, o lazer e o acesso aos bens e serviços essenciais; sendo que os níveis de saúde da população expressam a organização econômica e política do país.

e) A alimentação, a moradia, o saneamento básico, o meio ambiente, o trabalho, a renda, a educação, o transporte, o lazer e o acesso aos bens e serviços essenciais; sendo que os níveis de saúde da população expressam a organização social e econômica do país.

5. A direção do SUS é única, sendo exercida em cada esfera de governo pelos seguintes órgãos:

a) Pelo Ministério da Saúde no âmbito da União, pela respectiva Secretaria de Saúde ou órgão equivalente no âmbito dos Estados.

b) Pelo Ministério da Saúde no âmbito da União, dos Estados, do Distrito Federal e dos Municípios.

c) Pelo Ministério da Saúde no âmbito da União, pela respectiva Secretaria de Saúde ou órgão equivalente no âmbito dos Estados e do Distrito Federal e pela respectiva Secretaria de Saúde ou órgão equivalente no âmbito dos Municípios.

d) Pelo Senado no âmbito da União e pela respectiva Secretaria de Saúde ou órgão equivalente no âmbito dos Estados.

e) Pelo Ministério da Saúde e educação no âmbito da União, pela respectiva Secretaria de Saúde ou órgão equivalente no âmbito dos Estados e do Distrito Federal e pela respectiva Secretaria de Saúde ou órgão equivalente no âmbito dos Municípios.

Referências

BRASIL. *Lei nº 8.080, de 19 de setembro de 1990.* Dispõe sobre as condições para a promoção, proteção e recuperação da saúde, a organização e o funcionamento dos serviços correspondentes e dá outras providências. Brasília, DF, 1990a. Disponível em: <http://www.planalto.gov.br/ccivil_03/leis/l8080.htm>. Acesso em: 18 mar. 2018.

BRASIL. *Lei nº. 8.142, de 28 de dezembro de 1990.* Dispõe sobre a participação da comunidade na gestão do Sistema Único de Saúde (SUS) e sobre as transferências intergovernamentais de recursos financeiros na área da saúde e dá outras providências. Brasília, DF, 1990b. Disponível em: <http://www.planalto.gov.br/ccivil_03/leis/l8142.htm>. Acesso em: 18 mar. 2018.

BRASIL. *Lei nº 9.782, de 26 de janeiro de 1999.* Define o Sistema Nacional de Vigilância Sanitária, cria a Agência Nacional de Vigilância Sanitária, e dá outras providências. Brasília, DF, 1999a. Disponível em: <http://www.planalto.gov.br/ccivil_03/leis/L9782.htm>. Acesso em: 26 mar. 2018.

BRASIL. *Lei nº 9.836, de 23 de setembro de 1999.* Acrescenta dispositivos à Lei no 8.080, de 19 de setembro de 1990, que "dispõe sobre as condições para a promoção, proteção e recuperação da saúde, a organização e o funcionamento dos serviços correspondentes e dá outras providências", instituindo o Subsistema de Atenção à Saúde Indígena. Brasília, DF, 1999b. Disponível em: <http://conselho.saude.gov.br/web_comissoes/cisi/doc/Lei_9836_1999.pdf>. Acesso em: 19 mar. 2018.

BRASIL. *Lei nº 10.424, de 15 de abril de 2002.* Acrescenta capítulo e artigo à Lei no 8.080, de 19 de setembro de 1990, que dispõe sobre as condições para a promoção, proteção e recuperação da saúde, a organização e o funcionamento de serviços correspondentes e dá outras providências, regulamentando a assistência domiciliar no Sistema Único de Saúde. Brasília, DF, 2002. Disponível em: <http://www.planalto.gov.br/ccivil_03/leis/2002/l10424.htm>. Acesso em: 19 mar. 2018.

BRASIL. *Lei nº 11.108, de 7 de abril de 2005.* Altera a Lei no 8.080, de 19 de setembro de 1990, para garantir às parturientes o direito à presença de acompanhante durante o trabalho de parto, parto e pós-parto imediato, no âmbito do Sistema Único de Saúde -

SUS. Brasília, DF, 2005. Disponível em: <http://www.planalto.gov.br/ccivil_03/_ato2004-2006/2005/lei/l11108.htm>. Acesso em: 19 mar. 2018.

BRASIL. Ministério da Saúde. *Decreto nº 7.508, de 28 de junho de 2011*. Regulamenta a Lei no 8.080, de 19 de setembro de 1990, para dispor sobre a organização do Sistema Único de Saúde - SUS, o planejamento da saúde, a assistência à saúde e a articulação interfederativa, e dá outras providências. Brasília, DF, 2011. Disponível em: <http://www.saude.mg.gov.br/images/documentos/Decreto%20Federal%20N%207508%20%202011.pdf>. Acesso em: 18 mar. 2018.

BRASIL. Ministério da Saúde. *Resolução nº 453, de 10 de maio de 2012*. Brasília, DF, 2012. Disponível em: <http://bvsms.saude.gov.br/bvs/saudelegis/cns/2012/res0453_10_05_2012.html>. Acesso em: 25 mar. 2018.

Organização dos serviços de saúde

Objetivos de aprendizagem

Ao final deste capítulo, você deve apresentar os seguintes aprendizados:

- Descrever os princípios fundamentais da Gestão em Saúde aplicados à organização.
- Explicar os níveis de atenção à saúde.
- Identificar as Linhas de Cuidado e as redes de atenção.

Introdução

Você já imaginou o grande desafio que é organizar um Serviço de Saúde?

Reconhecer as demandas da população para então organizar a forma como cuidar melhor das pessoas é um desafio em todos os países do mundo.

Neste capítulo, você terá a oportunidade de reconhecer os conceitos que pautam a gestão em saúde em nosso país, bem como aprofundar conhecimentos a respeito dos níveis de atenção à saúde, das linhas de cuidado e das Redes de Atenção à saúde, conceitos que são utilizados hoje para a organização dos Serviço de Saúde.

Princípios organizativos do Sistema único de Saúde (SUS)

A Constituição Federal (CF) de 1988, marco da redemocratização do país, estabeleceu garantias fundamentais a todo cidadão, institucionalizando seus direitos. E é nela que se encontra a base do sistema de saúde brasileiro, o Sistema Único de Saúde (SUS), que garante a saúde como direito de todos e dever do Estado. Essa garantia ocorre mediante o desenvolvimento de políticas sociais e econômicas que visam à redução do risco de doença e de outros agravos. Também apresenta como princípios o acesso universal e igualitário a ações e serviços para a promoção, proteção e recuperação do indivíduo, assegurando a todos os cidadãos o acesso a serviços de saúde, sejam eles de atenção básica, média ou alta complexidade (BRASIL, 1988).

Além disso, o novo sistema de saúde previa uma rede regionalizada e hierarquizada, conforme a complexidade de atenção, fundamentada nos princípios da universalidade, integralidade e equidade. A integralidade fundamenta-se no princípio de que as pessoas têm o direito de serem atendidas no conjunto de suas necessidades, individuais e coletivas, e que os serviços de saúde devem estar organizados de modo a oferecer todas as ações requeridas para a atenção integral.

As diretrizes para a organização do sistema de saúde são fixadas no artigo 198:

> [...] as ações e serviços públicos de saúde integram uma rede regionalizada e hierarquizada e constituem um sistema único, organizado de acordo com as seguintes diretrizes:
> I — descentralização, com direção única em cada esfera de governo;
> II — atendimento integral, com prioridade para as atividades preventivas, sem prejuízo dos serviços assistenciais;
> III — participação da comunidade (BRASIL, 1988, documento on-line).

O SUS propõe mudanças profundas no modelo de planejar, organizar e gerir as ações e serviços de saúde e possui um modelo de organização de serviços que traz como característica marcante a valorização no nível municipal.

Para falar sobre a organização do serviço de saúde, precisamos primeiramente entender os princípios da Gestão em Saúde que devem ser aplicados (Figura 1).

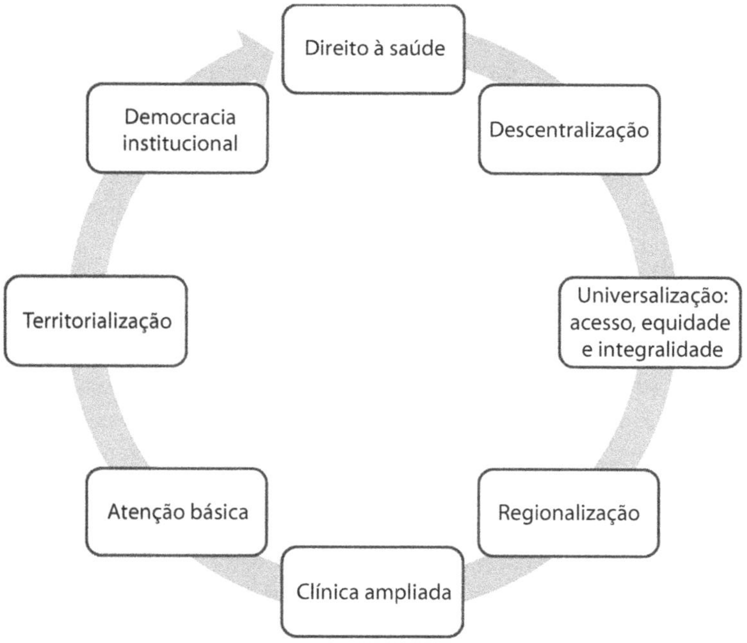

Figura 1. Princípios da Gestão em Saúde.

Descentralização da saúde

Ao constituir a ideia de que as ações e serviços públicos de saúde constituem um sistema único e integrado em uma rede regionalizada e hierarquizada, traz consigo uma noção que transcende a verticalidade formal político-administrativa de cada poder responsável pelo cuidado à saúde. As disputas políticas devem enfrentar o conceito de solidariedade e pactuação, respeitando a autonomia de cada poder da federação.

Nesse contexto, as ações e serviços de saúde constituem um direito social e um dever do Estado, e são gerenciados sob a responsabilidade das três esferas autônomas de governo (federal, estadual e municipal), conforme pacto federativo brasileiro, seguindo uma mesma doutrina e com os mesmos conceitos organizativos em todo o território nacional.

De acordo com a CF, os municípios são autônomos em relação ao Estado e à União. O Sistema deve ser alicerçado em uma relação solidária, harmoniosa, respeitando a autonomia de cada ente federado e com decisões baseadas em consenso. Não deveria haver hierarquia entre as diferentes esferas de governo. As diretrizes do novo sistema de saúde serviram de base para estruturar as mudanças necessárias, fortalecendo a descentralização, de forma que cada município passasse a gerir as ações em saúde segundo as necessidades locais (MOIMAZ et al., 2010).

Esse dever ser alicerçado em uma relação solidária constitui um dos grandes impasses na questão da regionalização, uma vez que mobiliza poderes, interesses e divergências políticas entre os níveis de governo.

No início dos anos 1990, momento em que o país vivia sob impacto da crise fiscal e da escassez de recursos, foram incluídas na agenda preocupações como a eficiência, eficácia e efetividade da ação governamental e a qualidade dos serviços. Nesse mesmo período, a descentralização ganhou força: o que antes enfatizava a transferência de atribuições para ganho de eficiência, passou a integrar a dimensão de redistribuição do poder, tencionando a desburocratização e a excessiva hierarquização dos processos decisórios (FARAH, 2001).

Os municípios passam a ser os responsáveis por executar as ações e os programas de saúde, ampliar o acesso, qualificar os serviços e ordenar a Rede de Atenção à Saúde (RAS) (CONASEMS, 2009), pois o trabalho da assistência e da gestão da saúde não se esgota nos limites geográficos do município.

A importância da ação municipal desde a década de 1990, principalmente na área social, chama atenção para um conjunto de abordagens inovadoras e, também, para o estabelecimento de novas esferas de participação e negociações entre os atores, nos cenários das políticas públicas.

Devido à diversidade das características dos municípios no Brasil, a descentralização ocorreu de forma heterogênea. Esse mesmo fator interferiu também na capacidade dos municípios em assumir a gestão. Mesmo assim, a descentralização favoreceu novos arranjos institucionais, como a promoção de ações intersetoriais integradas, diminuindo a fragmentação das ações, em parceria com outros níveis de governo e com governos de outros municípios.

Houve, sem dúvida, grandes avanços quanto à transferência de responsabilidades e recursos do nível federal para os estados e municípios e, com o estabelecimento de fóruns de negociação entre poderes: as comissões intergestores tripartites (CIT), bipartites (CIB) e regionais (CIR) (OUVERNEY; NORONHA, 2013).

As regiões de saúde

A regionalização do SUS foi definida pelo Ministério como estratégia prioritária para garantir o direito à saúde, reduzir desigualdades sociais e territoriais; promover a equidade e a integralidade da atenção; racionalizar os gastos e otimizar os recursos; e potencializar o processo de descentralização.

A regulamentação da Lei 8.080/90, através do Decreto 7.508, estabeleceu as responsabilidades dos municípios, dos estados e da união, orientando quanto aos limites de cada ente federado na organização dos serviços de saúde em todos os níveis de atenção, buscando assegurar a assistência à saúde em seus respectivos territórios(BRASIL, 1990, 2011).

A construção do Pacto pela Saúde reforçou a necessidade de intensificar o processo de regionalização da saúde como estratégia essencial para consolidar os princípios de universalidade, integralidade e equidade do SUS, sendo uma das responsabilidades gerais da gestão dos Estados "coordenar o processo de configuração do desenho da rede de atenção à saúde, nas relações intermunicipais, com a participação dos municípios da região" (BRASIL, 2006, documento on-line) e seu aprimoramento, através do Decreto 7.508/2011, promove o fortalecimento do planejamento regional, com a consequente definição das redes de atenção nas regiões de saúde.

Uma das principais inovações do Decreto 7.508 foi estabelecer os serviços mínimos que devem ser ofertados em cada Região de Saúde, sendo: serviços de atenção primária, urgência e emergência, atenção psicossocial, atenção ambulatorial especializada e hospitalar e serviços de vigilância em saúde (BRASIL, 2011).

O Decreto estabelece a organização das relações interfederativas e reconhece as CIBs, CITs, e CIRs.

Essas comissões vão viabilizar o âmbito da gestão, decidindo de modo consensual e compartilhado a organização e a resolutividade do SUS.

Todas essas questões são de fundamental importância para dar qualidade ao Contrato de Organização de Ações Públicas (COAP). Nesse contrato fica estabelecido quais são as responsabilidades dos Municípios, dos Estados e da União para com as ações e serviços do SUS e na organização dos serviços nas Regiões de Saúde, levando em consideração as especificidades municipais, regionais e estaduais, no intuito de garantir a integralidade da assistência aos usuários.

Redes de atenção à saúde

As Redes de Atenção à Saúde (RAS) são organizadas por meio de um conjunto coordenado de pontos de atenção à saúde para prestar uma assistência contínua e integral a uma população definida. No Brasil, o tema tem sido tratado com evolução crescente. Há evidências de que as RAS melhoram os resultados sanitários e econômicos dos sistemas de atenção à saúde.

Segundo o Ministério da Saúde, considera-se que não há como prescrever um modelo organizacional único para as RAS. Contudo, as evidências mostram que o conjunto de atributos apresentados a seguir são essenciais ao seu funcionamento:

1	População e território definidos com amplo conhecimento de suas necessidades e preferências, que determinam a oferta de serviços de saúde.
2	Extensa gama de estabelecimentos de saúde que prestam serviços de promoção, prevenção, diagnóstico, tratamento, gestão de casos, reabilitação e cuidados paliativos e integram os programas focalizados em doenças, riscos e populações específicas, os serviços de saúde individuais e os coletivos.
3	Atenção Básica à Saúde estruturada como primeiro nível de atenção e porta de entrada preferencial do sistema, constituída de equipe multidisciplinar que cobre toda a população, integrando, coordenando o cuidado, e atendendo às suas necessidades de saúde.
4	Prestação de serviços especializados em lugar adequado.
5	Existência de mecanismos de coordenação, continuidade do cuidado e integração assistencial por todo o contínuo da atenção.
6	Atenção à saúde centrada no indivíduo, na família e na comunidade, tendo em conta as particularidades culturais, gênero, assim como a diversidade da população.
7	Sistema de governança único para toda a rede com o propósito de criar uma missão, visão e estratégias nas organizações que compõem a região de saúde; definir objetivos e metas que devam ser cumpridos no curto, médio e longo prazo; articular as políticas institucionais; e desenvolver a capacidade de gestão necessária para planejar, monitorar e avaliar o desempenho dos gerentes e das organizações.

(Continua)

(Continuação)

8	Participação social ampla.
9	Gestão integrada dos sistemas de apoio administrativo, clínico e logístico.
10	Recursos humanos suficientes, competentes, comprometidos e com incentivos pelo alcance de metas da rede.
11	Sistema de informação integrado que vincula todos os membros da rede, com identificação de dados por sexo, idade, lugar de residência, origem étnica e outras variáveis pertinentes.
12	Financiamento tripartite, garantido e suficiente, alinhado com as metas da rede.
13	Ação intersetorial e abordagem dos determinantes da saúde e da equidade em saúde.
14	Gestão baseada em resultado.

As redes de atenção e as Linhas de cuidado

A atenção básica caracteriza-se por um conjunto de ações de saúde, no âmbito individual e coletivo, que abrange a promoção e a proteção da saúde, a prevenção de agravos, o diagnóstico, o tratamento, a reabilitação, a redução de danos e a manutenção da saúde. É desenvolvida por meio do exercício de práticas de cuidado e gestão, democráticas e participativas, sob forma de trabalho em equipe, dirigidas a populações de territórios definidos. Utiliza tecnologias de cuidado complexas e variadas, que devem auxiliar no manejo das demandas e necessidades de saúde de maior frequência e relevância em seu território, observando critérios de risco, vulnerabilidade, resiliência e o imperativo ético de que toda demanda, necessidade de saúde ou sofrimento devem ser acolhidos. Deve ser o contato preferencial dos usuários, a principal porta de entrada e centro de comunicação da RAS (BRASIL, 2012).

Orienta-se pelos princípios da universalidade, da acessibilidade, do vínculo, da continuidade do cuidado, da integralidade da atenção, da responsabilização, da humanização, da equidade e da participação social. A atenção básica considera o sujeito em sua singularidade e inserção sociocultural, buscando produzir a atenção integral. O redirecionamento do modelo de atenção impõe claramente a necessidade de transformação permanente do funcionamento dos serviços e do processo de trabalho das equipes, exigindo de seus atores (trabalhadores, gestores e usuários) maior capacidade de análise, intervenção e autonomia para o estabelecimento de práticas transformadoras, a gestão das mudanças e o estreitamento dos elos entre concepção e execução do trabalho.

Saiba mais

A atenção básica deve ser responsável pelo acesso regulado aos outros níveis de atenção e a linhas de cuidado estruturadas. As linhas de cuidado servem como desenhos que expressam os fluxos assistenciais, que devem ser garantidos aos usuários atendendo as suas necessidades de saúde. As linhas definem os serviços que são desenvolvidos nos diferentes pontos de atenção da rede (nível primário, secundário e terciário) e do sistema de apoio. Elas servem como norteadoras do itinerário do usuário na rede, prevendo um conjunto mínimo de procedimentos e atividades necessários e estimando os custos.

Atenção básica e a clínica ampliada

O Ministério da Saúde traz a clínica ampliada como uma das diretrizes que a Política Nacional de Humanização propõe para qualificar o modo de atenção à saúde. A clínica ampliada tem como princípio aumentar a autonomia do usuário do serviço de saúde, da família e da comunidade, e integrar a equipe de trabalhadores da saúde de diferentes áreas na busca de cuidado e tratamento de acordo com cada necessidade, com a criação de vínculo com o usuário, considerando a vulnerabilidade e o risco do indivíduo. O diagnóstico é feito não só pelo saber dos especialistas clínicos, mas também leva em conta a história de quem está sendo cuidado.

A clínica ampliada acontece através da escuta, buscando, junto ao usuário, os motivos pelos quais ele adoeceu, para que ele possa compreender a doença e se responsabilizar na produção de sua saúde, dando autonomia à pessoa diante do seu tratamento, ao mesmo tempo em que seu caso é tratado de forma única e singular. Por exemplo, um diabético pode e será cuidado de forma diferente de outro diabético, já que cada caso é um caso.

A Atenção Básica tem a Saúde da Família como estratégia prioritária para sua organização de acordo com os preceitos do SUS (PNAB). O Programa Saúde da Família (PSF) surge como uma nova estratégia de atenção à saúde e de reorientação do modelo de assistência (BRASIL, 2012).

Exercícios

1. A regionalização do SUS foi definida pelo Ministério como estratégia prioritária para garantir o direito à saúde; reduzir desigualdades sociais e territoriais; promover a equidade e a integralidade da atenção; racionalizar os gastos e otimizar os recursos; e potencializar o processo de descentralização. Com relação às Regiões de Saúde, pode se dizer que:

a) Região de Saúde é um espaço geográfico contínuo constituído por agrupamentos de Municípios limítrofes, delimitado a partir de identidades culturais, econômicas e sociais e tem por finalidade a organização, o planejamento e a execução de ações e serviços de saúde.

b) Região de Saúde não tem por finalidade a organização, o planejamento e a execução de ações e serviços de saúde apenas precisa atender o mínimo de serviços pré-estabelecidos.

c) Regiões de Saúde interestaduais, compostas por Municípios limítrofes, por ato conjunto dos respectivos Estados em articulação com os Municípios, não poderão ser instituídas.

d) É o espaço geográfico descontínuo constituído por agrupamentos de Municípios limítrofes, delimitado a partir de identidades culturais, econômicas e sociais e de redes de comunicação e de transportes compartilhados, com a finalidade de integrar a organização, o planejamento e a execução de ações e serviços de saúde.

e) É um espaço geográfico descontínuo constituído por agrupamentos de Estados limítrofes, delimitado a partir de identidades culturais, econômicas e sociais e de redes de comunicação e infraestrutura de transportes compartilhados, com a finalidade de integrar a organização, o planejamento e a execução de ações e serviços de saúde.

2. A Portaria nº 4.279/MS, de 30 de dezembro de 2010, estabelece diretrizes para a organização da RAS no âmbito do SUS. O objetivo da RAS é promover a integração sistêmica de ações e serviços de saúde com provisão de atenção contínua, integral, de qualidade, responsável e humanizada, bem como incrementar o desempenho do Sistema em termos de acesso, equidade, eficácia clínica e sanitária e eficiência econômica. Com base nessa Portaria e no tema descrito, assinale a alternativa correta.

a) O modelo de atenção pretendido com a RAS é fundamentado nas ações curativas, centrado no cuidado médico e estruturado com ações e serviços de saúde dimensionados, a partir da oferta.

b) A RAS deverá, gradativamente, ser suprida apenas por serviços públicos de saúde, não necessitando de complementação com instituições privadas.

c) Caracteriza-se pela formação de relações verticais entre os pontos de atenção com o centro de comunicação na Atenção Terciária à Saúde (ATS), pela centralidade nas necessidades em saúde de uma população, pela responsabilização na atenção contínua e integral, pelo cuidado multiprofissional e pelo compartilhamento de objetivos e compromissos com os resultados sanitários e econômicos.

d) Concentrar no profissional médico a realização da clínica ampliada, na busca do cuidado integral em saúde, são responsabilidades do médico.

e) A RAS é definida como arranjos organizativos de ações e serviços de saúde, de diferentes densidades tecnológicas que, integradas por meio de sistemas de apoio técnico, logístico e de gestão, buscam garantir a integralidade do cuidado.

3. As linhas de cuidado servem como desenhos que expressam os fluxos assistenciais que devem ser garantidos aos usuários, atendendo as suas necessidades de saúde. O que é possível afirmar sobre as linhas de cuidado?

a) Linha do cuidado é a imagem pensada para expressar os fluxos assistenciais seguros e garantidos ao usuário, no sentido de atender às suas necessidades de saúde. É como se ela desenhasse o itinerário que o usuário faz por dentro de uma rede de saúde.

b) A Linha do cuidado é diferente dos processos de referência e contra referência, apesar de incluí-los também. Ela difere pois funciona apenas por protocolos estabelecidos entre os níveis de atenção secundário e terciário (especialidades e hospital).

c) Como a atenção básica não está entre os níveis de atenção que fazem parte da linha de cuidado, os usuários são os responsáveis pelos seus processos por dentro da rede, e se responsabilizam, pelo seu "caminhar na rede" para atendimento às suas necessidades.

d) A Linha do Cuidado Integral incorpora a ideia da integralidade na assistência hospitalar à saúde, o que significa ações curativas e de reabilitação; proporcionar o acesso a todos os recursos tecnológicos que o usuário necessita.

e) O próprio nome já diz que Linha do Cuidado só cuida de fato do usuário se os serviços de saúde organizarem seus processos de trabalho, de modo que as linhas de cuidado são para doenças de saúde mental.

4. Com base no Decreto nº 7.508, de 28 de junho de 2011, o conjunto de ações e serviços de saúde articulados em níveis de complexidade crescente, com a finalidade de garantir a integralidade da assistência à saúde, é chamado:

a) Região de Saúde.

b) Mapa da Saúde.

c) Rede de Atenção à Saúde.

d) Contrato Organizativo da Ação Pública da Saúde.

e) Linhas de Cuidado.

5. Qual é a característica do SUS, na perspectiva legal?

a) Ser composto exclusivamente de serviços estatais.
b) Planejar suas ações de forma descendente, do nível federal até o local.
c) Garantir o acesso universal somente às ações e serviços vinculados à Atenção Primária ou Básica.
d) Possuir um comando único em cada esfera de governo.
e) Adotar uma gestão centralizadora.

Referências

BRASIL. Constituição (1988). *Constituição da República Federativa do Brasil de 1988.* Brasília, DF, 1988. Disponível em: <http://www.planalto.gov.br/ccivil_03/constituicao/constituicao.htm>. Acesso em: 01 abr. 2018.

BRASIL. *Decreto nº 7.508, de 28 de junho de 2011.* Regulamenta a Lei n. 8.080, de 19 de setembro de 1990, para dispor sobre a organização do Sistema Único de Saúde — SUS, o planejamento da saúde, a assistência à saúde e a articulação interfederativa, e dá outras providências. Brasília, DF, 2011. Disponível em: <http://www.planalto.gov.br/ccivil_03/_ato2011-2014/2011/decreto/d7508.htm>. Acesso em: 01 abr. 2018.

BRASIL. Ministério da Saúde. *O SUS no seu município:* garantindo saúde para todos. 2. ed. Brasília, DF, 2009. Disponível em: <http://bvsms.saude.gov.br/bvs/publicacoes/sus_municipio_garantindo_saude.pdf>. Acesso em: 01 abr. 2018.

BRASIL. Ministério da Saúde. *Portaria nº 399, de 22 de fevereiro de 2006.* Divulga o Pacto pela Saúde 2006 – Consolidação do SUS e aprova as Diretrizes Operacionais do Referido Pacto. Brasília, DF, 2006. Disponível em: <http://bvsms.saude.gov.br/bvs/saudelegis/gm/2006/prt0399_22_02_2006.html>. Acesso em: 01 abr. 2018.

BRASIL. Ministério da Saúde. Secretaria de Atenção à Saúde. Departamento de Atenção Básica. *Política Nacional de Atenção Básica*. Brasília, DF: Ministério da Saúde, 2012. (Série E. Legislação em Saúde). Disponível em: <http://189.28.128.100/dab/docs/publicacoes/geral/pnab.pdf>. Acesso em: 01 abr. 2018.

FARAH, M. F. S. Parcerias, novos arranjos institucionais e políticas públicas no nível local de governo. *Revista de Administração Pública* – RAP, v. 35, n. 1, p. 119-144, jan./fev. 2001.

MOIMAZ, S. A. S. et al. Práticas de ensino-aprendizagem com base em cenários reais. *Interface* - Comunicação, Saúde, Educação, v. 14, n. 32, p. 69-79, jan./mar. 2010. Disponível em: <http://www.scielo.br/pdf/icse/v14n32/06.pdf>. Acesso em: 01 abr. 2018.

OUVERNEY, A. M.; NORONHA, J. C. de. Modelos de organização e gestão da atenção à saúde: redes locais, regionais e nacionais. In: FUNDAÇÃO OSWALDO CRUZ. *A saúde no Brasil em 2030*: prospecção estratégica do sistema de saúde brasileiro: organização e gestão do sistema de saúde. Rio de Janeiro: Fiocruz/Ipea/Ministério da Saúde/ Secretaria de Assuntos Estratégicos da Presidência da República, 2013. v. 3. p. 143-182.

Leituras recomendadas

BRASIL. Ministério da Saúde. *Mais Saúde*: direito de todos 2008-2011. 4. ed. Brasília, DF: Ministério da Saúde, 2010. (Série C. Projetos, Programas e Relatórios). Disponível em: <http://bvsms.saude.gov.br/bvs/publicacoes/mais_saude_direito_todos_4ed.pdf>. Acesso em: 01 abr. 2018.

BRASIL. Ministério da Saúde. Secretaria de Atenção à Saúde. Departamento de Atenção Básica. *Saúde da Família no Brasil*: uma análise de indicadores selecionados: 1998-2005/2006. Brasília, DF: Ministério da Saúde, 2008.

BRASIL. Ministério da Saúde. Secretaria de Atenção à Saúde. Núcleo Técnico da Política Nacional de Humanização. *HumanizaSUS*: documento base para gestores e trabalhadores do SUS. 4.ed. 5. reimp. Brasília, DF: Ministério da Saúde, 2012.

OLIVEIRA, N. R. de C. (Org.). *Redes de atenção à saúde*: a atenção à saúde organizada em redes. São Luís: UNA-SUS/UFMA, 2015.

Programa Saúde da Família

Objetivos de aprendizagem

Ao final deste capítulo, você deve apresentar os seguintes aprendizados:

- Identificar historicamente a criação do Programa Saúde da Família (PSF).
- Descrever como se organizava o PSF.
- Explicar como se deu a transição de PSF para Estratégia de Saúde da Família (ESF).

Introdução

A Atenção Básica é conhecida como a porta de entrada dos usuários nos sistemas de saúde e tem por objetivo orientar sobre a promoção, prevenção de doenças e tratamento de agravos e direcionar os mais graves para níveis de atendimento superiores em complexidade. O Programa de Saúde da Família (PSF) foi instituído para a organização e o fortalecimento da Atenção Básica no Sistema Único de Saúde (SUS). A implantação do PSF, começou em 1994 no nordeste do Brasil, nas cidades de Sobral e Quixadá, no Ceará, e foi precedido pelo Programa Nacional de Agentes Comunitários de Saúde (PACS).

Em 2006, o PSF deixa de ser um programa e habilita-se a Estratégia da Saúde da Família (ESF). Neste capítulo, abordaremos aspectos conceituais e normativos do PACS e do PSF, além de aspectos práticos, como território de abrangência, estrutura, composição e processo de trabalho.

História e criação do PSF

O Ministério da Saúde adotou a Atenção Básica como o nível do sistema com maior poder para cuidar da saúde, considerando-a a base do sistema. Para isso, foi necessário demonstrar que a atenção básica organizada com qualidade e resolubilidade constitui precondição para o funcionamento de um sistema eficaz, eficiente e equitativo.

A Atenção Primária à Saúde (APS) está sendo desenvolvida e reconhecida no mundo por mais de três décadas, como uma estratégia capaz de estruturar redes integradas de atenção à saúde, estas como círculos virtuosos na construção de sistemas de saúde efetivos.

Ao longo desse período, as experiências, tanto em países mais desenvolvidos, a exemplo da Inglaterra, Canadá, Espanha, Portugal e Cuba, quanto em países em desenvolvimento, evidenciam que a APS melhora a eficiência e efetividade da Atenção à Saúde, com racionalização de custos, satisfação dos indivíduos, famílias e comunidades, vinculação e corresponsabilidade entre estas, profissionais, gestores e gerentes dos serviços e sistemas de saúde.

Historicamente, o conceito da APS vem sendo construído em diversos contextos socioeconômicos e culturais, que transitam desde um nível do sistema de saúde a um conjunto específico de serviços de saúde ou de intervenções e ao primeiro ponto organizativo de rede de atenção.

Por este motivo, a histórica Conferência de Alma Ata, que em 1978 reuniu delegações de 134 países sob a liderança da Organização Mundial da Saúde (OMS), consagrou a APS como estratégia para que os países alcançassem a meta Saúde Para Todos no ano 2000. Ancorada na declaração de Alma Ata, a APS fica assim definida:

> Os cuidados primários de saúde são cuidados essenciais de saúde baseados em métodos e tecnologias práticas, cientificamente bem fundamentadas e socialmente aceitáveis, colocadas ao alcance universal de indivíduos e famílias da comunidade, mediante sua plena participação a um custo que a comunidade e o país possam manter em cada fase de seu desenvolvimento. (LAVRAS, 2011)

Representam o primeiro nível de contato dos indivíduos, da família e da comunidade com o sistema nacional de saúde, pelo qual os cuidados de saúde são levados o mais proximamente possível aos lugares onde pessoas vivem e trabalham, e constituem o primeiro elemento de um continuado processo de assistência à saúde.

PACS

Em 1987 o PACS teve início Ceará, em princípio como frente de trabalho em situação crítica de seca. O sucesso provocado pelo trabalho realizado casa a casa pelos Agentes Comunitários de Saúde (ACS) fez com que, em 1991, o Ministério da Saúde desse início ao Plano Nacional de Agentes Comunitários de Saúde, obtendo impactos importantes na redução da mortalidade infantil, no aumento do aleitamento materno exclusivo, no aumento da cobertura vacinal em crianças e gestantes e na queda das doenças infectocontagiosas de maneira geral.

Dadas as suas competências, o PACS teve um impacto positivo sobre os indicadores de saúde, principalmente aqueles mais associados às famílias carentes. A partir daí começa o enfoque na família como unidade de ação de saúde, e não mais o indivíduo, além da introdução da noção de área de cobertura por família. (MAGALHÃES, COELLHO, 2011; VIANA; DAL POZ, 2005).

A implantação do PSF começou em 1994 no nordeste do Brasil, nas cidades de Sobral e Quixadá, no Ceará, e foi precedido pelo PACS, em 1991, cuja experiência trouxe os ACS para compor as equipes de saúde da família, provocando mudança significativa no processo de trabalho em saúde. Os ACS eram escolhidos na própria comunidade onde viviam; deles, exigindo-se algum grau de liderança e apenas saber ler e escrever.

Devido aos bons resultados atingidos com a implantação do PACS no estado do Ceará, em 1988 a iniciativa se transformou em programa permanente e, em meados de 1994, o Ministério da Saúde criou o PSF como proposta de política pública com a finalidade de reestruturar as ações em saúde da APS no Brasil (SOUSA, 2008).

A partir da experiência realizada no estado do Ceará com o Programa de Agentes Comunitários, o Ministério da Saúde teve a percepção de que os agentes poderiam também ser peça importante para a organização do serviço básico de saúde nos municípios.

Na verdade, o ministério institucionalizou, nesse momento, as experiências de práticas em saúde com agentes comunitários, que já vinham se desenvolvendo de forma focalizada em diversas regiões do País, como nos estados do Paraná, Mato Grosso do Sul e Ceará, constituindo-se como uma política de Estado.

Por conseguinte, algumas questões tornam-se relevantes no processo de implantação do PACS:

- a escolha do agente, que envolve questões como processo seletivo, capacitação, avaliação e condições institucionais da gestão da saúde no nível local, como a de participação dos usuários;
- formação dos conselhos de saúde;
- grau de autonomia da gestão financeira;
- recursos humanos disponíveis e capacidade instalada.

Portanto, pode-se dizer que o fato do Programa de Agentes Comunitários ter tomado essa forma se constitui em uma ação paralela ao sistema de saúde, como um braço auxiliar na implementação do SUS e na organização dos sistemas locais de saúde, pois no momento da adesão do município ao PACS, o Ministério da Saúde passou a exigir alguns requisitos, como o funcionamento dos conselhos municipais de saúde, a existência de uma unidade básica de referência, a disponibilidade de um profissional de nível superior na supervisão e auxílio às ações de saúde e a existência de fundo municipal de saúde para receber os recursos do programa, tornando-se assim um instrumento de reorganização dos modelos locais de saúde.

Contudo, deve-se levar em consideração que não foi apenas a definição dessa estratégia de implantação que fez do programa um instrumento de reorganização do SUS, mas também, a articulação que se desenvolveu com as diferentes esferas de governo (estadual e municipal), além do papel desempenhado pelos atores participantes do processo de implementação do programa.

Esse processo se consolidou em março de 1994, quando o repasse financeiro para manter o PACS se inseriu no pagamento por procedimentos executados pelo SUS, ou seja, na tabela do Sistema de Informação Ambulatorial. Por fim, cabe sinalizar que o êxito do PACS incentivou a criação do PSF.

PSF

No final de dezembro de 1993, em Brasília/DF, ocorreu uma reunião sobre o tema "Saúde da Família", que discutiu uma nova proposta a partir do êxito do PACS e da necessidade de agregar novos profissionais ao programa, a fim de que os agentes comunitários não funcionassem isoladamente. A supervisão do enfermeiro na experiência realizada no Ceará serviu de motivação para a discussão de incorporação de novos profissionais.

Diante do sucesso da experiência de agentes comunitários no Ceará, o Ministério da Saúde, lançou em 1994, o PSF como política nacional da atenção básica, com caráter organizativo e substitutivo ao modelo hegemônico médico-curativista e hospitalocêntrico. Sinalizou a necessidade de adoção de uma postura mais ativa das Equipes de Saúde na reorganização das práticas assistenciais, como novas bases e critérios em substituição ao modelo tradicional de assistência, para uma atenção centrada não mais no indivíduo e sim na família e no âmbito biopsicossocial. Isso possibilitou a criação das Equipes de Família, que passam a ser compostas por equipes saúde da família que envolvem enfermeiros, médicos, técnicos em enfermagem, odontólogos e

ACS, em uma compreensão mais ampliada do processo saúde/doença, e com isso, melhorou a qualidade de vida dos brasileiros.

O PSF propõe um modelo de atenção e de vigilância à saúde com base nos seguintes princípios: I) estabelecimento de vínculos e co-responsabilização entre profissionais de saúde e população; II) definição do objeto-alvo da atenção à família, entendida a partir do ambiente e espaço geográfico em que vive; III) a responsabilização por uma população adscrita; e; IV) uma intervenção em saúde que extrapole os muros das unidades de saúde, visando o enfrentamento dos principais problemas de saúde da população adscrita, desenvolvendo ações integrais de saúde sobre indivíduos, famílias, meio ambiente e ambiente de trabalho (BRASIL, 1997).

Os profissionais de saúde passam a fazer parte de uma estrutura de saúde construída com base nos princípios do SUS, devendo garantir a universalidade do acesso, equidade e integralidade na assistência, resolubilidade dos principais problemas de saúde através de uma gestão municipalizada da saúde, visando atender à descentralização e à regionalização com o objetivo prestar uma assistência de saúde voltada para o perfil epidemiológico de cada território, e à hierarquização com foco na atenção primária. Contudo, nenhum sistema de saúde pode prescindir dos outros níveis de atenção.

Além da atenção assistencial, foram incluídas outras singularidades da estratégia do PSF que reportam a um modelo de educação em saúde que seria mais coerente com os princípios do SUS incorporados pelo PSF, particularmente o da integralidade, devido aos níveis de compromisso e responsabilidade previstos para os profissionais que compõem as equipes de saúde da família, ao nível de participação almejada da comunidade na minimização e resolução dos problemas de saúde, à percepção ampliada do processo saúde-doença, à humanização das práticas, à busca da qualidade da assistência e de sua resolutividade. Compreende-se que o modelo de educação em saúde corresponderia ao modelo mais oportuno para o contexto de atividades do PSF.

O PSF prevê o desenvolvimento de práticas de educação em saúde voltadas à prevenção para a melhoria do autocuidado dos indivíduos. Práticas essas que devem permear o trabalho de todos os profissionais em seus contatos com indivíduos, dentro de suas atribuições básicas. Verifica-se que a prática educativa no PSF não conta necessariamente com um espaço restrito e definido para seu desenvolvimento, antes disso adverte-se aos profissionais que devem oportunizar seus contados com os usuários para "abordar os aspectos preventivos e de educação sanitária" (BRASIL, 1997, p. 15).

O território no PSF

A adscrição do território é um dos pressupostos básicos do trabalho do PSF. Essa tarefa implica em pelo menos três fatores diferentes e complementares:

- de demarcação de limites das áreas de atuação dos serviços;
- de reconhecimento do ambiente, população e dinâmica social existente nessas áreas; e
- de estabelecimento de relações horizontais com outros serviços adjacentes e verticais com centros de referência.

Ao considerar um determinado local delimitado pelo PSF, pode-se falar de uma configuração territorial que tenha determinados atributos. Essas características são o resultado de uma acumulação de situações históricas, ambientais e sociais que promovem condições particulares para a produção de doenças (BARCELLOS et al., 2002).

Portanto, torna-se fundamental o reconhecimento desse território para a caracterização da população e de seus problemas de saúde, bem como para a avaliação do impacto dos serviços sobre os níveis de saúde dessa população, devendo ser considerado como mais do que um atributo da população, e sim o lugar da responsabilidade e da atuação compartilhada. Na saúde, as ações que lidam mais de perto com o cotidiano do indivíduo são aquelas ligadas aos cuidados primários de saúde, através do desenvolvimento de programas que aproximam o profissional de saúde da comunidade, que é o objetivo da implementação do PSF.

No PSF, o território fica demarcado por microárea, área, segmento e município, através dos quais os dados podem ser agregados para a geração de relatórios e indicadores de saúde (BRASIL, 1994).

A microárea é formada por um conjunto de famílias que congrega aproximadamente 450 a 750 habitantes, constituindo a unidade operacional do agente de saúde. Independente da população da cidade ou da população sob responsabilidade de uma equipe de saúde da família, o Ministério da Saúde recomenda que o ACS seja responsável pelo cuidado de uma microárea com no máximo 750 pessoas, não especificando o número de famílias.

A área no PSF é formada pelo conjunto de microáreas onde atua uma equipe de saúde da família, e onde residem em torno de 2.400 a 4.500 pessoas. Outra unidade considerada é a área de abrangência da Unidade de Saúde: em geral, conhecem o território onde vive a população que atendem (BRASIL, 2006).

A territorialização, segundo estes princípios, é vista como uma etapa da implantação do PACS e do PSF. As equipes devem definir a população a ser atendida, o que resulta inclusive em um requisito para o financiamento do programa pelo Ministério da Saúde (PEREIRA; BARCELLOS, 2006).

Segundo documentações legais de instituição do PSF, identificam-se alguns requisitos importantes para a delimitação das áreas e microáreas do PSF:

1. A área deve conter um valor máximo de população, de modo a permitir um atendimento às suas demandas de saúde (um agente de saúde deve ser responsável por no máximo 150 famílias ou 750 pessoas);
2. O agente deve ser um morador da sua microárea de atuação há pelo menos dois anos.
3. A área deve delimitar comunidades, preferencialmente aquelas mais organizadas, que participem do controle social das ações e serviços de saúde em diversos fóruns, como as conferências e conselhos de saúde;
4. A área deve conter uma população mais ou menos homogênea do ponto de vista socioeconômico e epidemiológico, tornando possível a caracterização de áreas homogêneas de risco;
5. A área deve conter uma unidade básica de saúde (UBS), que será a sede da ESF e local de atendimento da população adscrita.
6. Os limites da área devem considerar barreiras físicas, vias de acesso e transporte da população às unidades de saúde (Figura 1).

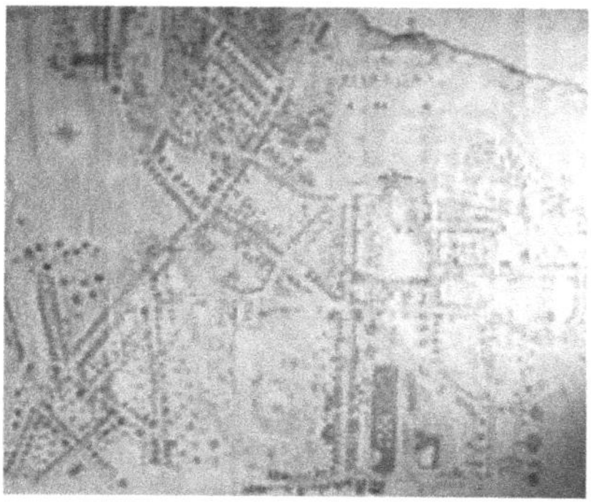

Figura 1. Mapeamento da área de atuação: trabalhar com mapas é uma forma de retratar e aumentar o conhecimento sobre a comunidade. Nele deve constar o retrato do que existe na comunidade: ruas, casas, escolas, serviços de saúde, pontes, córregos e outros pontos que a equipe julgar importantes. A comunidade pode ajudar a construir o mapa. A equipe de saúde deve ter sempre atualizado o mapa que retrata o território, onde acontecem as mudanças constantemente; ele é dinâmico e deve estar sempre atualizado.

Transição do PSF para a ESF

O processo de reorientação do modelo assistencial no Brasil, cujo marco foi a implantação, em 1994, do PSF, antecessor da ESF, tem merecido reconhecimento internacional pelos resultados obtidos no curto prazo. A ESF representa uma alternativa significativa e estruturante para a política de saúde brasileira, com vistas a atender ao disposto na Constituição Brasileira de 1988 sobre saúde, e aos princípios do SUS.

Foi em 2006 que o PSF deixou de ser um programa e habilitou-se como a ESF através da Portaria nº 648, de 28 de março de 2006. A ideia foi transformar o PSF numa estratégia permanente e contínua, uma vez que os programas possuem tempo determinado.

A ESF nasceu do princípio de utilização de equipes multiprofissionais, envolvendo médico, enfermeiro, técnico e/ou auxiliar de enfermagem e ACS, ampliando para equipe de saúde bucal. Contudo, a situação brasileira de tripla carga de doenças com forte predomínio de condições crônicas exige um novo modelo de atenção, o que convoca a utilização de outros profissionais.

Nesse sentido, foi criada pelo Ministério da Saúde a proposta dos Núcleos de Apoio à Saúde da Família (NASF), que devem contribuir para a integralidade do cuidado aos usuários do SUS, principalmente por intermédio da ampliação da clínica, auxiliando no aumento da capacidade de análise e de intervenção sobre problemas e necessidades de saúde, tanto em termos clínicos quanto sanitários e ambientais dentro dos territórios.

O NASF é uma equipe composta por profissionais de diferentes áreas de conhecimento, que devem atuar de maneira integrada e apoiando os profissionais das Equipes de Saúde da Família e das Equipes de Atenção Básica para populações específicas, compartilhando as práticas e saberes em saúde nos territórios sob responsabilidade destas equipes.

Linha do tempo da Saúde da Família no Brasil

A seguir, pode-se acompanhar uma linha do tempo com relação a acontecimentos e avanços no modelo de assistência em saúde, a contar da década de 1980 até a implementação da ESF.

- Década de 1980 – Início da experiência dos ACS pelo Ministério da Saúde.
- 1991 – Criação oficial do PACS pelo Ministério da Saúde.

- 1994 – Realização do estudo *Avaliação Qualitativa do PACS*; criação do PSF; primeiro documento oficial *Programa Saúde da Família: dentro de casa*; e criação de procedimentos vinculados ao PSF e ao PACS na tabela do Sistema de Informações Ambulatoriais do SUS (SIA/SUS); a população coberta pelo PSF era em torno de 1 milhão de pessoas.
- 1996 – Legalização da Norma Operacional Básica (NOB 01/96) para definição de novo modelo de financiamento para a atenção básica à saúde, com vistas à sustentabilidade financeira desse nível de atenção; Piso de Atenção Básica (PAB) fixo *per capita* e PAB variável.
- 1997 – Lançamento do Reforços, um projeto de financiamento para impulsionar a implantação dos Polos de Capacitação, Formação e Educação Permanente de Recursos Humanos para Saúde da Família; publicação de um segundo documento oficial *PSF: uma estratégia para a reorientação do modelo assistencial*, dirigido aos gestores e trabalhadores do SUS e instituições de ensino; PACS e PSF são incluídos na agenda de prioridade da Política de Saúde; publicação da Portaria MS/GM nº. 1882, criando o PAB, e da portaria MS/GM nº. 1886, com as normas de funcionamento do PSF e do PACS.
- 1998 – O PSF passa a ser considerado estratégia estruturante da organização do SUS; início da transferência dos incentivos financeiros fundo a fundo destinados ao PSF e ao PACS, do Fundo Nacional de Saúde para os Fundos Municipais de Saúde; primeiro grande evento: I Seminário de Experiências Internacionais em Saúde da Família; edição do *Manual para a Organização da Atenção Básica*, que ser serviu como importante respaldo organizacional para o PSF; definição, pela primeira vez, de orçamento próprio para o PSF, estabelecido no Plano Plurianual.
- 1999 – Realização do 1º Pacto da Atenção Básica e do segundo grande evento, I Mostra Nacional de Produção em Saúde da Família – construindo um novo modelo; realização do estudo *Avaliação da implantação e funcionamento do Programa Saúde da Família*; edição da Portaria nº 1.329, que estabelece as faixas de incentivo ao PSF por cobertura populacional.
- 2000 – Criação do Departamento de Atenção Básica para consolidar a ESF.
- 2001 – Edição da *Norma Operacional da Assistência à Saúde – NOAS/01*, com ênfase na qualificação da atenção básica; realização de um terceiro evento, II Seminário Internacional de Experiências em Atenção Básica/Saúde da Família; apoio à entrega de medicamentos básicos às Equipes de Saúde da Família; incorporação das ações de saúde bucal ao PSF;

realização da primeira fase do estudo *Monitoramento das equipes de Saúde da Família no Brasil*.

- 2002 – Realização de um quarto evento: "PSF – A saúde mais perto de 50 milhões de brasileiros" e da segunda fase do estudo *Monitoramento das equipes de Saúde da Família no Brasil*; a população coberta pelo PSF ultrapassa os 50 milhões de pessoas.
- 2003 – Início da execução do Programa de Expansão e Consolidação da Estratégia de Saúde da Família (PROESF), cuja proposta inicial era a ampliação do programa em municípios de grande porte, ou seja, com mais de 100 mil habitantes, e publicação dos Indicadores 2000, 2001 e 2002 do Sistema de Informação da Atenção Básica.
- 2006 – Considerando a expansão do PSF, que se consolidou como estratégia prioritária para reorganização da atenção básica no Brasil e primeiro nível da atenção à saúde no SUS, o Ministério da Saúde publicou a Portaria nº 648, de 28 de março de 2006, e outras de importância e a Política Nacional de Atenção Básica.
- 2011 – É realizada a revisão de diretrizes e normas para a organização da Atenção Básica, para a ESF e o PACS.

Exemplo

Entende-se por microárea de risco aqueles espaços dentro de um território que apresentam condições mais favoráveis ao aparecimento de doenças e acidentes, como áreas mais propensas à inundação ou próximas a encostas, áreas com esgoto a céu aberto e sem água tratada e áreas com maior incidência de crimes e acidentes.

Saiba mais

Para efetivar as ações de acompanhamento de um número definido de famílias, localizadas em uma área geográfica delimitada, ações de promoção da saúde, prevenção, recuperação, reabilitação de doenças e agravos mais frequentes, é necessário o trabalho de equipes multiprofissionais em unidades básicas de saúde, formadas por: médico, enfermeiro, auxiliares de enfermagem, agentes comunitários de saúde, cirurgião-dentista, auxiliar de consultório dentário ou técnico de higiene dental, e o apoio do NASF.

Exercícios

1. Muitas são as atribuições do ACS em relação à saúde do indivíduo e de suas famílias. Qual das atividades abaixo é de competência do ACS?

a) Controle da guarda de alimentos e materiais de limpeza, etc.

b) Controle da educação das crianças e de seu desempenho escolar.

c) Controle da organização financeira das famílias, orientando a compra de alimentos mais baratos.

d) Controle da administração financeira da família, além da administração de seus medicamentos.

e) Controle da hipertensão arterial, orientações sobre planejamento familiar, estímulo ao aleitamento materno, controle da saúde dos idosos.

2. Devido às dificuldades sociais da população, o governo, por meio da realização de ações estratégicas, adotou medidas a fim de maximizar a cobertura de saúde da população. Uma das saídas encontradas foi a criação do PSF, e uma das ferramentas essenciais para consolidação de dados e sucesso deste programa foi a efetivação de visitas domiciliares continuadas. Em relação ao PSF, marque a alternativa correta:

a) Uma das metas a ser atingida é aumentar o número de encaminhamentos para a referência secundária e ou terciária.

b) A equipe de saúde da família é composta no mínimo por um médico, um enfermeiro e um auxiliar de enfermagem.

c) O atendimento à população se dá pela livre demanda.

d) Foi concebido para a reorganização do modelo de Atenção Básica à Saúde.

e) O PSF teve seu início no Brasil ano de 2006.

3. Assinale a alternativa correta com relação a implementação do Programa de Saúde da Família.

a) A implantação do PSF começou em 1996 no nordeste do Brasil, nas cidades de Sobral e Quixadá, no Ceará, e foi precedido pelo PACS.

b) O PSF como proposta de política pública com a finalidade de reestruturar as ações em saúde da APS foi implementado em todo o território brasileiro ao mesmo tempo.

c) Em 1996, o PSF foi instituído como política nacional da atenção básica com caráter organizativo e substitutivo ao modelo hegemônico médico-curativista e hospitalocêntrico.

d) A partir da sua institucionalização, o PSF passa a agregar juntamente com os ACS o profissional médico, compondo assim a equipe do PSF.

e) O PSF prevê principalmente o desenvolvimento de práticas de promoção, prevenção e recuperação da saúde voltadas ao cuidado integral dos indivíduos, práticas essas que devem permear o trabalho de todos os profissionais, dentro de suas atribuições básicas.

4. Ao se considerar um determinado local delimitado pelo PSF, pode-se falar de uma configuração territorial que tem determinados atributos. Essas características são o resultado de uma acumulação de situações históricas, ambientais e sociais que promovem condições particulares para a produção de doenças. Com relação ao território, pode-se afirmar que:
   a) Não possui população definida, pois o acesso à saúde é universal.
   b) É recomendado que o ACS seja responsável por uma microárea com população em torno de 950 pessoas.
   c) Uma equipe de PSF deve atender a um território de no mínimo 6.000 pessoas.
   d) Ao delimitar um território, a equipe leva em consideração essencialmente o número de pessoas.
   e) O território fica demarcado por área e microárea, levando em consideração situações históricas, ambientais, sociais.

5. Na ESF, o trabalho em equipe é a base para fortalecimento das ações efetivas em saúde. Nesse contexto, o ACS é um profissional significativo para otimizar o processo do trabalho. Assinale a alternativa que corresponde às atividades do ACS.
   a) Faz parte das atribuições dos ACS acompanhar, por meio de visita domiciliar, todas as famílias e indivíduos sob sua responsabilidade e cadastrar todas as pessoas de sua microárea e manter os cadastros atualizados.
   b) Realizar ações de média e baixa complexidade, como aferição de sinais vitais e realização de curativos.
   c) Prevê a implantação de equipes multiprofissionais em serviços de saúde de baixa, média e alta complexidade.
   d) A atuação das ESFs deve ser planejada visando ao alcance de resultados mais eficazes, de acordo com as especialidades dos profissionais disponíveis no município.
   e) As equipes de ESF atendem a toda população que necessita de cuidados de saúde. Não há determinação de adscrição de clientela nem território definido.

Referências

BARCELLOS, C. et al. Organização espacial, saúde e qualidade de vida: a análise espacial e o uso de indicadores na avaliação de situações de saúde. *Informe Epidemiológico do SUS*, v. 11, n. 3, p. 129-138, 2002.

BRASIL. Ministério da Saúde. *Saúde da família*: uma estratégia para a reorientação do modelo assistencial. Brasília: Ministério da Saúde, 1997.

BRASIL. Ministério da Saúde. *Programa de Saúde da Família (PSF)*. Brasília, DF: Ministério da Saúde, 1994.

BRASIL. Ministério da Saúde. Secretaria de Atenção Básica. Departamento de Atenção Básica. *Política Nacional de Atenção Básica*. Brasília, DF: Ministério da Saúde, 2006. (Série A. Normas e Manuais Técnicos); (Série Pactos pela Saúde 2006, v. 4).

LAVRAS, C. Atenção primária à saúde e a organização de redes regionais de atenção à saúde no Brasil. *Saúde e Sociedade*, v. 20, n. 4, p. 867-874, out./dez. 2011.

MAGALHÃES, P. L.; COELLHO, I. B. *Programa Saúde da Família*: uma estratégia em construção. 2011. Trabalho de Conclusão de Curso (Especialização em Atenção Básica em Saúde da Família)- Universidade Federal de Minas Gerais, Corinto, 2011.

PEREIRA, M. P. B.; BARCELLOS, C. O território no programa de saúde da família. *Hygeia*: Revista Brasileira de Geografia Médica e da Saúde, v. 2, n. 2, p. 47-55, 2006.

VIANA, A. L. D'Á.; DAL POZ, M. R. A reforma do sistema de saúde no Brasil e o Programa de Saúde da Família. *Physis*: Revista de Saúde Coletiva, v. 15, supl., p. 225-264, 2005.

Leituras recomendadas

ALVES, V. S. Um modelo de educação em saúde para o Programa Saúde da Família: pela integralidade da atenção e reorientação do modelo assistencial. *Interface*: Comunicação, saúde, educação, v. 9, n. 16, p. 39-52, 2005.

GUEDES, J. da S.; SANTOS, R. M. B. dos; DI LORENZO, R. A. V. A implantação do Programa de Saúde da Família (PSF) no Estado de São Paulo (1995-2002). *Saúde e Sociedade*, v. 20, n. 4, p. 875-883, 2011.

KILSZTAJN, S. Programa de saúde da família. *Revista da Associação Médica Brasileira*, v. 47, n. 4, p. 285-286, 2001.

MENDES, E. V. *Distritos Sanitários*: processo social de mudanças nas práticas sanitárias para o sistema único de saúde. São Paulo: Hucitec; Abrasco, 1993.

TEIXEIRA, C. F.; PAIM, J. S.; VILASBÔAS, AL. SUS, modelos assistenciais e Vigilância da Saúde. In: ROZENFELD, S. (Org.). *Fundamentos da Vigilância Sanitária*. Rio de Janeiro: Fiocruz, 2000. p. 49-60.

Estratégia de Saúde da Família

Objetivos de aprendizagem

Ao final deste capítulo, você deverá apresentar os seguintes aprendizados:

- Reconhecer a importância da Estratégia de Saúde da Família na organização e no fortalecimento da Atenção Básica.
- Identificar os profissionais que compõem uma equipe mínima da Estratégia de Saúde da Família.
- Especificar os principais atributos das Equipes de Estratégia de Saúde da Família.

Introdução

Você sabia que a Estratégia de Saúde da Família (ESF) é considerada uma estratégia primordial para a organização e o fortalecimento da **Atenção Básica (AB)** no Sistema Único de Saúde (SUS)?

A AB é conhecida como a porta de entrada dos usuários nos sistemas de saúde e tem por objetivo orientar sobre a promoção da saúde, a prevenção de doenças e o tratamento de agravos, além de direcionar os pacientes em situações mais graves para níveis de atendimento superiores em complexidade.

Neste capítulo, você vai conhecer os aspectos conceituais e as normativas da **ESF**, além de seus aspectos práticos, como território de abrangência, estrutura, composição e processo de trabalho das equipes e sua inserção na rede de serviços de saúde dos municípios.

O SUS e a ESF

A histórica Conferência de Alma Ata, que em 1978 reuniu delegações de 134 países sob a liderança da Organização Mundial da Saúde (OMS), consagrou a Atenção Primária à Saúde (APS) como estratégia para que os países alcançassem a meta Saúde Para Todos no ano 2000.

As nações economicamente mais desenvolvidas puseram em prática um processo de reorientação dos respectivos sistemas nacionais de saúde que avançou a passos largos. A principal estratégia adotada para seguir a orientação da OMS e fortalecer a APS foi investir na formação de especialistas em Medicina de Família e Comunidade. Segundo Mendes (2007, 2012, 2015), estudos realizados em vários países da Europa, bem como no Canadá, Estados Unidos e, por último, também no Brasil, evidenciam que os sistemas de saúde orientados para os cuidados de saúde primários atendem com mais eficiência as necessidades de saúde da população. A APS é reconhecidamente um componente-chave dos sistemas de saúde.

No Brasil, a implementação do SUS o definiu na Constituição Federal de 1988 como sendo um direito de todos e dever do estado, regulamentado pelas Leis 8.080/90 e 8.142/90, conhecidas como Leis Orgânicas da Saúde.

O SUS foi concebido como um conjunto de ações e serviços de saúde e é chamado de sistema único porque segue os mesmos princípios e as mesmas diretrizes em todo o território nacional, determinando que as três esferas de governo (federal, estadual e municipal) são responsáveis por sua consolidação, na qual o sistema passou a exigir novas formas de organização do trabalho na saúde.

O Ministério da Saúde (MS) adotou a AB como o nível do sistema com maior poder para cuidar da saúde, considerando-a a base do sistema. Para isso, foi necessário demonstrar que a AB organizada, com qualidade e resolubilidade, constitui precondição para o funcionamento de um sistema eficaz, eficiente e equitativo.

Agora, os profissionais precisam fazer parte de uma saúde construída com base nos princípios do SUS, que deve garantir a universalidade do acesso, equidade e integralidade na assistência, resolubilidade dos principais problemas de saúde através de uma gestão municipalizada da saúde visando atender a descentralização, regionalização com o objetivo prestar uma assistência de saúde voltada para o perfil epidemiológico de cada território, e hierarquização com foco na atenção primária; contudo, nenhum sistema de saúde pode prescindir dos outros níveis de atenção. Para alcançar essa configuração, o

MS aprovou o Programa Saúde da Família (PSF) que teve a sua implantação gradativa a partir de 1994.

A ESF e sua relação com o Programa de Agentes Comunitários de Saúde (PACS)

A ESF surgiu como um programa: O PSF, que teve início com a implantação do PACS, principalmente nas regiões Norte e Nordeste do país, em 1991, com as finalidades de servir como elo entre os serviços de saúde e a comunidade e diminuir as mortalidades infantil e materna. Dadas as suas competências, o PACS teve um impacto positivo sobre os indicadores de saúde, principalmente aqueles mais associados às famílias carentes.

O programa ainda teve como referência experiências exitosas desenvolvidas em outros países, como Canadá, Cuba e Inglaterra, em função dos resultados positivos apresentados.

No final de dezembro de 1993, em Brasília (DF), ocorreu uma reunião sobre o tema Saúde da Família que discutiu uma nova proposta a partir do êxito do PACS e da necessidade de agregar novos profissionais no programa a fim de que os agentes comunitários não funcionassem isoladamente. A supervisão do enfermeiro na experiência realizada no Ceará serviu de motivação para a discussão de incorporação de novos profissionais.

Diante do sucesso da experiência de agentes comunitários no Ceará, o MS lançou, em 1994, o PSF como política nacional da AB com caráter organizativo e substitutivo em relação ao modelo hegemônico médico-curativista e hospitalocêntrico.

Sinalizou a necessidade de adoção de uma postura mais ativa das Equipes de Saúde na reorganização das práticas assistenciais como novas bases e critérios em substituição ao modelo tradicional de assistência, para uma atenção centrada não mais no indivíduo e sim na família e no âmbito biopsicossocial, possibilitando as Equipes de Família, que passam a ser compostas por equipes saúde da família que envolvem enfermeiros, médicos, técnicos em enfermagem, odontólogos e agentes comunitários de saúde (ACSs), em uma compreensão mais ampliada do processo saúde-doença, com isso melhorando a qualidade de vida dos brasileiros.

A ESF deixou de ser um Programa

O processo de reorientação do modelo assistencial no Brasil, cujo marco foi a implantação em 1994 do PSF, antecessor da ESF, tem merecido reconhecimento internacional pelos resultados obtidos no curto prazo. A ESF representa uma alternativa significativa e estruturante para a política de saúde brasileira, com vistas a atender ao disposto na Constituição Brasileira de 1988 sobre saúde, e aos princípios do SUS.

Em 2006, o PSF deixou de ser um programa e habilitou-se como ESF através da Portaria Nº 648, de 28 de março de 2006. A ideia foi transformar o PSF numa estratégia permanente e contínua, uma vez que os programas possuem tempo determinado.

Assim, a ESF é uma estratégia de reorientação do modelo assistencial em saúde a partir da AB, com proposta de mudança do modelo centrado no médico e no hospital para um modelo focado na integralidade da assistência, no qual o usuário está inserido dentro da sua comunidade socioeconômica e cultural, estabelecendo o reconhecimento da saúde como um direito de cidadania evidenciado pela melhoria das condições de vida através de serviços mais resolutivos, integrais e humanizados.

Equipes de Saúde da Família Ribeirinhas (ESFRs) e Fluviais (ESFFs)

O Brasil, devido a sua grande extensão territorial e suas diversidades loco-regionais, no intuito de contemplar a todas as populações, contempla também as ESFRs e as Unidades Básicas de Saúde Fluviais (UBSFs), que estão direcionadas para o atendimento das populações ribeirinhas.

Os municípios podem optar entre dois arranjos organizacionais para equipes de Saúde da Família, além dos existentes para o restante do País:

- ESFRs: desempenham a maior parte de suas funções em UBSs construídas/localizadas nas comunidades pertencentes a regiões à beira de rios e lagos cujo acesso se dá por meio fluvial; e
- ESFFs: desempenham suas funções em UBSFs.
- A implantação das ESFRs e ESFFs segue os mesmos critérios das equipes e dos Núcleos de Apoio à Saúde da Família (NASF).

Profissionais que compõem uma equipe mínima da ESF

A ESF é tida pelo MS e pelos gestores estaduais e municipais como estratégia de expansão, qualificação e consolidação da AB por favorecer uma reorientação do processo de trabalho com maior potencial de aprofundar os princípios, diretrizes e fundamentos da AB e de ampliar a resolutividade e impacto na situação de saúde das pessoas e coletividades, além de propiciar importante relação custo-efetividade.

Um ponto forte da ESF é a equipe multiprofissional, composta por, no mínimo: (I) médico generalista, ou especialista em Saúde da Família, ou médico de Família e Comunidade; (II) enfermeiro generalista ou especialista em Saúde da Família; (III) auxiliar ou técnico de enfermagem; e (IV) agentes comunitários de saúde. Podem ser acrescentados a essa composição os profissionais de Saúde Bucal: cirurgião-dentista generalista ou especialista em Saúde da Família, auxiliar e/ou técnico em Saúde Bucal (ASB ou TSB).

A Política Nacional de AB definiu que cada equipe de ESF deve ser responsável por, no máximo, 4.000 pessoas, sendo a média recomendada de 3.000 pessoas, respeitando critérios de equidade para essa definição. Recomenda-se que o número de pessoas por equipe considere o grau de vulnerabilidade das famílias daquele território, sendo que, quanto maior o grau de vulnerabilidade, menor deverá ser a quantidade de pessoas atendidas por equipe.

Os atributos da APS e a ESF

A organização dos serviços de saúde da Atenção Primária por meio da ESF prioriza ações de promoção, proteção e recuperação de saúde, de forma integral e continuada. Em expansão por todo o território nacional, a ESF define-se por um conjunto de ações e serviços que vão além da assistência médica, estruturando-se com base no reconhecimento das necessidades da população, apreendidas a partir do estabelecimento de vínculos entre os usuários dos serviços e os profissionais de saúde, em contato permanente com o território.

A ESF propõe que a atenção à saúde se centre na família, entendida e percebida a partir de seu ambiente físico e social, o que leva os profissionais de saúde a entrar em contato com as condições de vida e saúde das populações, permitindo-lhes uma compreensão ampliada do processo saúde-doença e da necessidade de intervenções que vão além das práticas curativas. Para tanto, os profissionais que nela atuam deverão dispor de um arsenal de recursos tecnológicos bastante diversificados e complexos.

Fique atento

Ao considerar a família como objeto de atenção, a ESF está contemplando dois atributos derivados da APS: a orientação familiar/comunitária e a competência cultural, que pressupõem o reconhecimento das necessidades familiares em função do contexto físico, econômico e cultural.

Alicerçados no trabalho de Barbara Starfield, uma das mais importantes autoras da área, que traz os princípios gerais da APS como sendo: a oferta de ações de atenção à saúde integradas e acessíveis segundo as necessidades locais, desenvolvidas por equipes multiprofissionais responsáveis por abordar uma ampla maioria das necessidades individuais e coletivas em saúde, desenvolvendo uma parceria sustentada com as pessoas e comunidades (STARFIELD, 1998 apud FIGUEIREDO; DEMARZO, [2011]). A seguir, a Figura que representa em resumo, as quatro características ou atributos essenciais, mais três derivados (Figura 1).

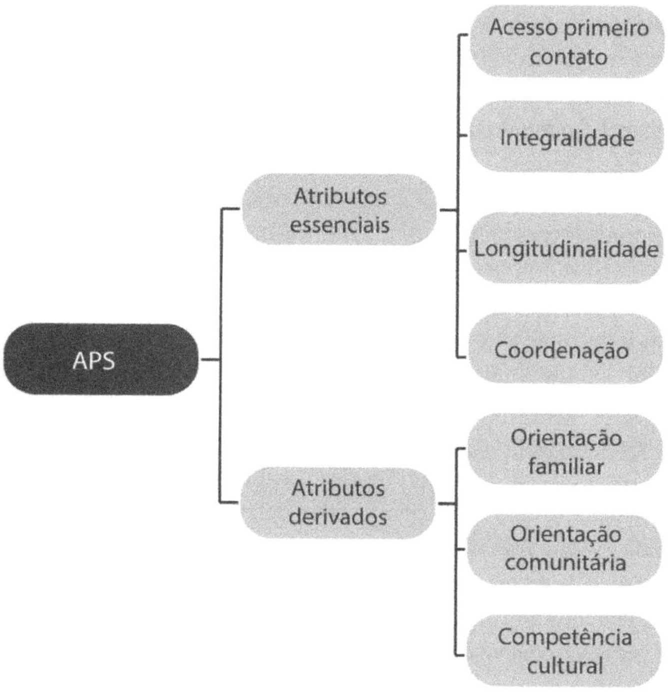

Figura 1. Atributos essenciais e derivados da APS.

Fonte: Adaptada de Oliveira e Pereira (2013).

Das atribuições específicas dos Profissionais da ESF

Conhecedores das atividades comuns a todos os profissionais envolvidos na ESF, cada um deles tem função específica, que será apresentado a seguir. O ponto de partida para o trabalho de equipe multiprofissional deve estar centrado numa filosofia em que o paciente e seus problemas dependam de todos, com igual intensidade dentro da área de competência de cada sujeito do grupo.

Das prerrogativas do enfermeiro (BRASIL, 2011), profissional que exerce a direção dos órgãos de enfermagem e integra a estrutura básica de instituições de saúde, pública ou privada, e a chefia de serviço de enfermagem, coordenando a atuação do auxiliar e do técnico de enfermagem. Cabe ainda a ele atender a saúde dos indivíduos e famílias cadastrados, realizando consulta de enfermagem, procedimentos e atividades em grupo, e, conforme protocolos, solicitar exames complementares, prescrever medicações, gerenciar insumos e encaminhar usuários a outros serviços. Desenvolver as atividades de educação permanente da equipe de enfermagem, bem como o gerenciamento e a avaliação das atividades da equipe, de maneira particular do ACS, que ocupa na ESF papel fundamental para a manutenção do vínculo entre os usuários e a Unidade de Saúde.

O médico (BRASIL, 2011) é um profissional que se ocupa da saúde humana, promovendo saúde, atuando na prevenção, diagnóstico e tratamento de doenças com competência e resolutividade, responsabilizando-se pelo acompanhamento do plano terapêutico do usuário. Deve realizar atividades programadas (consultas ou visitas domiciliares de caráter clínico, agendadas para seguimento longitudinal) e de atenção à demanda espontânea, principalmente urgências de baixa e média complexidade, de forma compartilhada, consultas clínicas e pequenos procedimentos cirúrgicos, quando indicado na Unidade de Saúde, no domicílio ou em espaços comunitários, responsabilizando-se pela internação hospitalar ou domiciliar e pelo acompanhamento do usuário. Deve ainda, em um trabalho conjunto com o enfermeiro, realizar e fazer parte das atividades de educação permanente dos membros da equipe e participar do gerenciamento dos insumos.

O ACS exerce o papel de elo entre a equipe e a comunidade, devendo residir na área de atuação da equipe, vivenciando o cotidiano das famílias/indivíduos/comunidade com mais intensidade em relação aos outros profissionais. Realiza visitas domiciliares na área adscrita, produzindo dados capazes de dimensionar os principais problemas de saúde de sua comunidade. A esses profissionais cabe cadastrar todas as pessoas do território, mantendo esses cadastros sempre atualizados, orientando as famílias quanto à utilização dos serviços de saúde disponíveis. Devem acompanhá-las, por meio de visitas domiciliares e ações educativas individuais e coletivas, buscando sempre a integração entre a equipe de saúde e a população adscrita à UBS. Devem desenvolver atividades de promoção da saúde, de prevenção das doenças e agravos e de vigilância à saúde, mantendo como referência a média de uma visita por família ao mês ou, considerando os critérios de risco e vulnerabilidade, em número maior. O ACS também é responsável por cobrir toda a população cadastrada, com um máximo de 750 pessoas por ACS e de 12 ACS por equipe de Saúde da Família (BRASIL, 2011).

Ao técnico e auxiliar de enfermagem cabe realizar procedimentos regulamentados no exercício de sua profissão tanto na Unidade de Saúde quanto em domicílio e outros espaços da comunidade, educação em saúde e educação permanente (BRASIL, 2011).

O cirurgião-dentista deve desenvolver com os demais membros da equipe atividades referentes à saúde bucal, integrando ações de saúde de forma multidisciplinar. A ele cabe, em ação conjunta com o TSB, definir o perfil epidemiológico da população para o planejamento e a programação em saúde bucal, a fim de oferecer atenção individual e atenção coletiva voltadas à promoção da saúde e à prevenção de doenças bucais, de forma integral e resolutiva. Deve realizar os procedimentos clínicos, incluindo atendimento das urgências, pequenas cirurgias ambulatoriais e procedimentos relacionados com a fase clínica da instalação de próteses dentárias elementares, além de realizar atividades programadas e de atenção à demanda espontânea e ao controle de insumos (BRASIL, 2011).

É responsável ainda pela supervisão técnica do TSB e do Auxiliar em Saúde Bucal (ASB) (BRASIL, 2011).

Ao TSB cabe, sob a supervisão do cirurgião-dentista, o acolhimento do paciente nos serviços de saúde bucal, a manutenção e a conservação dos equipamentos odontológicos, a remoção do biofilme e as fotografias e tomadas de uso odontológicos, o preparo cavitário na restauração dentária direta, a limpeza e a antissepsia do campo operatório, antes e após atos cirúrgicos, e as medidas de biossegurança de produtos e resíduos odontológicos. O ASB realiza procedimentos regulamentados no exercício de sua profissão, como limpeza, assepsia, desinfecção e esterilização do instrumental, dos equipamentos odontológicos e do ambiente de trabalho, processa filme radiográfico, seleciona moldeiras, prepara modelos em gesso, além das demais atividades atribuídas ao TSB (BRASIL, 2011).

Percebe-se que todos esses profissionais devem ter o compromisso com o acesso, o vínculo entre usuários e profissionais e a continuidade e a longitudinalidade do cuidado, trabalho complexo que só possível de ser executado por meio do cuidado colaborativo e compartilhado.

Exercícios

1. A ESF visa à reorganização da AB no país, orientada pelos preceitos do SUS. Deve ampliar a resolutividade e o impacto na situação de saúde das pessoas e de coletividades. Um ponto importante é o estabelecimento de uma equipe multiprofissional composta por no mínimo: médico generalista, enfermeiro generalista, auxiliar ou técnico de enfermagem e ACSs. Podem-se adicionar profissionais de saúde bucal: cirurgião-dentista e ASB e/ou TSB. Diante do enunciado e o que foi estudado no decorrer da disciplina, é correto afirmar que:

a) cada profissional de saúde deve realizar cadastramento em apenas uma ESF, inclusive o profissional médico, com carga horária total de 40 horas semanais.

b) o número de ACSs deve ser suficiente para cobrir 100% da população cadastrada, com no máximo uma população de 750 pessoas sob responsabilidade do ACS e de 12 ACSs por equipe de saúde da família, não ultrapassando o limite máximo recomendado de pessoas por equipe.

c) cada equipe de saúde da família deve ser responsável por, no máximo, 6.000 pessoas, sendo a média recomendada de 5.000, respeitando critérios de equidade para essa definição.

d) uma ESF composta por uma equipe multiprofissional (equipe de saúde da família) tem no mínimo um médico generalista ou especialista em saúde da família ou médico de família e de comunidade, um enfermeiro generalista ou especialista em saúde da família e um técnico de enfermagem.

e) a equipe de ESF pode acrescentar a sua composição, como parte da equipe multiprofissional, os profissionais de saúde bucal: cirurgião-dentista generalista ou especialista em saúde da família, podendo acrescentar a essa composição, como parte da equipe multiprofissional, os profissionais de saúde bucal: cirurgião-dentista generalista ou especialista em saúde da família, tornando-se assim uma ESF-SB.

2. Os NASFs devem buscar instituir a plena integralidade das ações do cuidado físico e mental aos usuários do Sistema Único de Saúde por intermédio da qualificação e da complementaridade do trabalho das equipes de ESF. Analise as seguintes afirmativas e assinale a que estiver correta.

a) Os profissionais que atuam em equipes de NASF não possuem determinação mínima de carga horária semanal na sua contratação.

b) A atuação dos NASF permite realizar discussões de casos clínicos, mas sem participação nas ações de prevenção e de promoção da saúde a qual fica a cargo da equipe de ESF.

c) Os NASF configuram-se como equipes multiprofissionais que atuam de forma integrada com as Equipes de Saúde da Família, mas ainda não está habilitada sua atuação com as equipes de AB para populações específicas (consultórios na rua, equipes ribeirinhas e fluviais) e com o Programa Academia da Saúde.

d) A composição de cada um dos NASF será definida pelos gestores municipais, seguindo os critérios de prioridade identificados a partir dos dados epidemiológicos e das necessidades locais e das equipes de saúde que serão apoiadas.

e) Segundo o MS, apenas municípios com mais de 7.000 habitantes podem implantar em seus serviços de saúde equipes de NASF.

3. Na ESF o trabalho em equipe é a base para o fortalecimento das ações efetivas em saúde. Nesse contexto, o ACS é um profissional significativo para otimizar o processo do trabalho. Assinale a alternativa que corresponde as atividades do ACS.

a) Faz parte das atribuições dos ACS acompanhar, por meio de visita domiciliar, todas as famílias e os indivíduos sob sua responsabilidade e cadastrar todas as pessoas de sua microárea e manter os cadastros atualizados.

b) Realizar ações de média e de baixa complexidade, por exemplo, aferição de sinais vitais, realização de curativos.

c) Trabalhar com adscrição de famílias sem base geográfica definida.

d) Não faz parte das atribuições do ACS estar em contato permanente com as famílias, desenvolvendo ações educativas de promoção à saúde.

e) Não faz parte das atribuições dos ACS o trabalho de vigilância à saúde, por meio de visitas domiciliares e de ações educativas individuais, por exemplo, combate à dengue, malária, leishmaniose, entre outras.

4. Acerca da ESF do MS, julgue os itens que se seguem e assinale a resposta correta.

a) As ESF são responsáveis por oferecer serviços de saúde por meio de ações de recuperação e de reabilitação na comunidade.

b) A ESF prevê a implantação de equipes multiprofissionais em serviços de saúde de baixa, média e alta complexidade.

c) A saúde da família, considerada um conjunto de ações vinculadas à atenção terciária, direcionadas para distintos grupos populacionais, constitui a principal estratégia de atenção à saúde no país.

d) Na ESF, uma das atividades do Agente Comunitário de Saúde é o cadastramento das famílias, a identificação de microáreas e os grupos de risco. Essa atividade caracteriza hierarquização da população adstrita.

e) Entre as metas da ESF estão a educação em saúde com ênfase na educação permanente das equipes, coordenações e gestores, além da institucionalização de processos de acompanhamento, monitoramento e avaliação da AB.

5. Em relação aos princípios da ESF, assinale a alternativa correta.

a) As ações de saúde realizadas pelas equipes de saúde da família devem ser resultado de programações pactuadas com a comunidade e devem ser baseadas no diagnóstico situacional do território.

b) A AB está contida na ESF e tem o objetivo de reorganizá-la.

c) Prevê a implantação de equipes multiprofissionais em serviços de saúde de baixa, média e alta complexidade.

d) A atuação das equipes de saúde da família deve ser planejada, visando o alcance de resultados mais eficazes, de acordo com as especialidades dos profissionais disponíveis no município.

e) As equipes de ESF atendem toda a população que necessita de cuidados de saúde. Não há determinação de adscrição de clientela nem território definido.

Referências

BRASIL. Constituição (1988). *Constituição da República Federativa do Brasil.* Brasília, DF: Senado, 1998.

BRASIL. Ministério da Saúde. *Portaria nº 2.488, de 21 de outubro de 2011.* Aprova a Política Nacional de Atenção Básica, estabelecendo a revisão de diretrizes e normas para a organização da Atenção Básica, para a Estratégia Saúde da Família (ESF) e o Programa de Agentes Comunitários de Saúde (PACS). Brasília, DF, 2011. Disponível em: <http://bvsms.saude.gov.br/bvs/saudelegis/gm/2011/prt2488_21_10_2011.html>. Acesso em: 05 fev. 2018.

BRASIL. Ministério da Saúde. *Portaria nº 648/GM de 28 de março de 2006.* Aprova a Política Nacional de Atenção Básica, estabelecendo a revisão de diretrizes e normas para a organização da Atenção Básica para o Programa Saúde da Família (PSF) e o Programa Agentes Comunitários de Saúde (PACS). Brasília, DF, 2006. Disponível em: <http://bvsms.saude.gov.br/bvs/publicacoes/prtGM648_20060328.pdf>. Acesso em: 05 fev. 2018.

FIGUEIREDO, E. N.; DEMARZO, M. M. P. *Atenção primária à saúde e política nacional de atenção básica.* [2011]. Disponível em: <http://www.unasus.unifesp.br/biblioteca_virtual/esf/11/Unidade1/Atencao_Primaria_a_Saude/p_01.html>. Acesso em: 19 mar. 2018.

MENDES, E. V. *A construção social da atenção primária à saúde*. Brasília, DF: Conselho Nacional de Secretários de Saúde, 2015.

MENDES, E. V. *O cuidado das condições crônicas na atenção primária à saúde*: o imperativo da consolidação da estratégia da saúde da família. Brasília, DF: Organização Pan-Americana da Saúde, 2012.

MENDES, E. V. *Revisão bibliográfica sobre redes de atenção à saúde*. 2007. Disponível em: <http://portalses.saude.sc.gov.br/index.php?option=com_docman&task=doc_download&gid=4241&Itemid=82>. Acesso em: 19 mar. 2018.

OLIVEIRA, M. A. C.; PEREIRA, I. C. Atributos essenciais da atenção primária e a estratégia saúde da família. *Revista Brasileira de Enfermagem*, v. 66, nesp., p. 158-164, 2013.

Leituras recomendadas

BRASIL. Ministério da Saúde. *Política Nacional de Atenção Básica*. Brasília, DF: Ministério da Saúde, 2012. (Série E. Legislação em Saúde).

BULGARELLI, A. F. et al. Redes de atenção à saúde: práticas, experiências e propostas na gestão da saúde coletiva. 2016.

COSTA, E. M. A. C.; CARBONE, M. H. *Saúde da família*: uma abordagem multidisciplinar. 2. ed. Rio de Janeiro: Rubio, 2009.

GIACOMOZZI, C. M.; LACERDA, M. R. A prática da assistência domiciliar dos profissionais da estratégia de saúde da família. *Texto & Contexto Enfermagem*, v. 15, n. 4, p. 645-653, 2006.

LIMA, P. V. P. S. et al. O Programa dos Agentes Comunitários de Saúde (PACS) e os indicadores de saúde da família no Estado do Ceará. [2008]. Disponível em: <http://www2.ipece.ce.gov.br/encontro/artigos_2008/26.pdf>. Acesso em: 19 mar. 2018.

RODRIGUES, R. D.; ANDERSON, M. I. P. Saúde da família: uma estratégia necessária. *Revista Brasileira de Medicina de Família e Comunidade*, v. 6, n. 18, p. 21-24, 2011.

ROSA, W. A. G.; LABATE, R. C. Programa Saúde da Família: a construção de um novo modelo de assistência. *Revista Latino-americana de Enfermagem*, v. 13, n. 6, p. 1027-1034, 2005.